누구나 활용할수 있는

ESP-초염력(超念力)의 세계

待天 鄭淳根 著

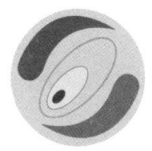

한국초염력연구원

사랑의 큰 기운 우리에게 다가와
- 鄭淳根의 超念力 사랑 -

정 우 일

　지금 宇宙 안에 존재하는 그대가 만나는 森羅萬象은 그대의 것. 무엇인들 貴하지 않은가. 그대는 어떤가. 우주가 그대와 交通하는 몇 가지 아름다운 말, 감사하는 마음이 빚어내는 향기로운 말. 自然, 父母, 先祖, 아이들, 이웃, 겸손, 고운 미소, 맑은 소리, 근면, 절약, 적은 양식, 나눔, 봉사, 용기, 기도, 평화, 자유, 깨달음, 사랑, 그대와 나는 宇宙가 되는 우리들.
　그대 고통 근심 걱정은 바람일 뿐. 계절의 落花와 열매이니. 그 바람에서 그 꽃잎, 열매에서 다시 새 삶을 만나는 일. 우리가 쉽게 알지 못하게 하거나 순간 깨닫게 하는 큰 사랑을 아느니. 그것은 하늘의 기운이라.
　지금 超象念力이 그대 몸을 통해 넘나드니, 말하지 않아도 보이므로, 방향이 없어도 느끼므로, 지극한 믿음의 소망으로 이루어지는 축복.
　이제 그대가 만나는 우리들인, 참사랑의 貴人, 待天 鄭淳根 원장 사랑의 超念力 기운이 우리 앞에 있으니. 다시 큰 축복이라.

2003년 초가을 서울

시인. 홍익생명사랑회 회장
사단법인 한국정신과학학회 이사
다물흥방단 사무총장

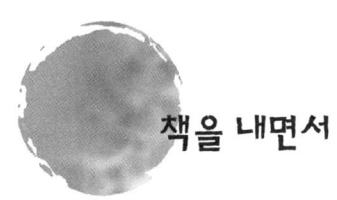# 책을 내면서

과학 만능시대

오늘날 과학과 의학의 눈부신 발전은 과거의 불가능을 가능케 하고 있을 뿐 아니라, 생활의 편리함과 더불어 우리에게 많은 혜택을 주고 있다. 그래서 지금의 시대를 과학 만능시대라고도 표현하고 있다. 이 말에는 우리가 그만큼 과학의 혜택을 많이 누리고 있다는 의미도 되겠지만, 한편으로는 과학적 사고 또는 과학적 상식을 벗어난 것은 인정하지 않겠다는 뜻도 포함되어 있다. 아무튼 과학의 발달은 인간에게 풍요로운 생활을 안겨주었으나 무분별한 인간의 욕심으로 인하여 오히려 환경과 생태계에 수많은 부작용을 양산하고 있는 것이 현실이기도 하다.

과학이란 무엇인가?

과학은 설명할 수 있는 것을 설명하는 것에 불과하다. 그래서 설명할 수 없는 것에 대해서는 비과학적이라 표현하기 때문에, 그것은 스스로 한계를 지니고 있기도 하다. 그러면서도 과학만능시대라는 것은 어찌보면 인간이 과학을 잘못 활용함으로써 과학의 오만을 키우고 있는 시대에 살고 있다는 의미도 될 수 있다.

신비의 세계, 초염력(超念力)

필자는 지난 40여 년을 자연건강운동 보급과 더불어 초염력의 세계에 대하여 연구하고 이를 다양한 방면에 활용하여 왔다. 그러한 가운데 최근 환경문제가 심각하게 대두되고 의학의 한계에 직면한 많은 사람들로부터 자연건강운동은 많은 사람들로부터 큰 호응과 함께 점차 생활 속에 자리잡고 있다.

하지만 초염력의 세계에 대한 이해와 활용은 아직도 미미한 정도에 그치고 있다. 필자는 오랜 시간동안 초염력을 통하여 많은 사람들이 겪고있는 고통과 어려움을 해결하여 왔지만 솔직히 표현하자면 아직은 초염력의 세계에 대하여 명확한 규명을 하지 못하고 편의상 '신비의 세계'라고 표현하고 있다.

초염력은 설명할 수없는 신비의 세계임에도 불구하고 많은 곳에서 '초상현상(超常現象)'으로 그 능력과 현상을 보여주고 있다. 비록 과학적 측면에서는 도저히 이해할 수 없지만, 초염력의 세계에서만이 보여주는 무한한 능력의 결과는 많은 분들에게 행복한 미래를 열어 주었다.

아직까지 많은 사람들이 초염력의 세계를 이해하지 못하고, 심지어 초염력의 활용을 무모한 것이라고 치부하거나, 극단적으로 사이비 눈속임이라는 표현도 거침없이 해오고 있다.

하지만 필자가 그동안 연구하고 실험하였던 분야 가운데서도 특히 초염력의 세계는 누구에게나 열려있는, 어떤 분야에서든 활용할 수 있는 '참행복에 이르는 길'임을 믿어 의심치 않기 때문에 이렇게 한 권의 책으로 엮어낸 것이다.

　그래서 누구든 초염력에 대해서 알고자 하거나 그 도움을 필요로 하는 분들에게, "먼저 체험해 보십시오." 라는 말을 항상 자신있게 해 왔다.

누구에게나 열려있는 무한에너지 - 초염력

　초염력은 어떤 상황에서도 걸림이 없다. 뿐만 아니라 때와 장소에 관계없이 누구에게나 열려 있으면서, 불가능을 가능하게 해주는 무한한 에너지를 지니고 있다. 또한 특정인 만이 할 수 있는 것도 아니고, 선택적으로 혜택을 받는 것도 아니다. 누구나 참된 마음으로 대자연의 마음의 세계에 들어가면 초염력을 통한 혜택을 받을 수 있다.

　초염력의 활용으로 해결할 수있는 부분은 현대의학이 해결하지 못하고 있는 건강 문제를 비롯하여 일상에서 일어나는 생활 문제나 가정 문제에서부터 상업, 농업, 어업, 임업 등 산업 현장의 모든 부분에 적용할 수 있는 특징이 있다.

　이 책의 내용 가운데 특히 초염력 체험사례 대부분이 건강생활 분야에 응용한 내용이 많다. 그것은 우리 인생에서 건강만큼 중요한 것이 없기 때문이다. 게다가 그동안 건강과 관련한 문제로 필지에게 상담을 의뢰하여 온 경우가 가장 많았기 때문이다. 아직도 자신의 건강과 관련하여 첨단의학으로도 해결하지 못하거나 병명도 모른채 고통의 세월을 보내고 있는 분들이 의외로 많다. 필자는 이 책이 그들에게 희망의 작은 등불이 되었으면 하는 마음에서 우선 건강 분야에 무게를 두고 이 책을 출간하게 된 것이다.

더욱이 그동안 경험에 의하면 일반 산업현장에서 초염력을 적용해 보았을 때 그 결과가 수 십일에서 수 개월 정도가 지나야 나타났지만, 건강의 회복과 질병예방에 응용한 경우에는 즉시적이거나 열흘에서 한달 정도 기간이내에 50~70%의 효과가 나타나고 있었다.

게다가 환자가 지니고 있는 병의 증상을 호전시키는데 있어서 초염력 효과는 다소 특별하다. 그것은 환자가 아닌 누구라도 환자를 대신해서 염력을 받아 환자에게 전할 수 있는 특징이 있다는 점이다. 병든 부모를 대신하여 자식이 초염력을 받아 활용함으로써 그 효과를 발휘할 수도 있다는 것이다.

내가 받은 초염력을 타인에게 전달한다는 것이 언뜻 이해하기 어렵겠지만 전파나 주파수를 통해 소리를 전달하는 원리를 생각한다면 된다. 다만 물체의 진동에 의해 생긴 소리는 주변의 매질(주로 공기)을 통해 종파의 형태로 전달되지만 생각은 주변의 매질이 없어도 전달된다는 점이 다를 뿐이다. 심령과학이나 초심리학(超心理學)에서는 이를 텔레파시라고 표현하고 있지만 필자는 이를 우주적 기운이라 생각한다. 마치 마음에서 마음으로 전해지는 이심전심(以心傳心)과 같은 것이다.

아무튼 지금 이 순간, 자신과 가족 그리고 주위 분들을 위해 염력을 전하는 순간, 그 결과는 초상현상으로 나타나기도 하고 그 행위자는 누구나 염력자가 되는 것이다.

초염력은 우주적 · 자연적 정화능력의 활용

오늘날 많은 사람들에게 큰 어려움을 안겨주고 있는 소위 난치병들이 발생되는 주된 요인은, 자연이 병들어 있는데서 기인되는 바가 매우 크다. 즉 자연계의 병든 현상이 인간의 몸에 의지하여 나타난 것이라 볼 수 있는 것이다. 이러한 것은 현대문명의 과욕으로 인한 자업자득의 결과가 아닌가 하고 생각된다. 하지만 자연이 스스로 그 치유력과 해결책을 간직하고 있듯이 인간에게도 스스로 치유할 수 있는 자연치유력이 있다. 마치 늘어난 스프링이 스스로 복원력을 지니고 있듯이 누구에게나 원래의 건강을 되찾을 수 있는 우주적·자연적 정화능력이 주어져 있다. 하지만 대부분 사람들은 이러한 이치를 이해하지 못하고 '설마' 하거나 혹은 먼저 스스로 포기하기 때문에 좋은 결실을 맺지 못하고 있는 것이다. 그래서 초염력에서는 치료라는 표현을 사용하지 않는다. 다만 본인이나 주위 사람의 간절한 소원의 아름다운 결실일 뿐인 것이다. 그러기 때문에 초염력으로 병이 회복되었다는 것은 치료를 받은 것이 아니라 소원이나 바램을 이룬 것에 불과한 것이다. 그래서 비록 지금 난치성 질환으로 고통을 겪고 있다해도 누구나 거의 대부분 원래대로 회복할 수 있는 길이 열려 있다. 다만 늘 마음의 근원으로 돌아가서 좋은 결과를 이루기를 청해야 한다.

긍정적 사고가 아름다운 미래를 열어준다

어떠한 상황에서 아무리 어려움에 처해 있을지라도 누구에게나 그것을 반전할 수 있는 기회는 주어진다. 그것이 인생의 묘미인 것이다. 그러기 때문에 아무리 힘들고 어려운 상황에 처해 있을지라도 부정적인 생각은 금물이다. 항상 긍정적인 사고로 전환하여 생활하여야 한다. 항상 감사하면서, 나에게 다가오는 어떠한 형태의 고통과 고난도 사랑하고 감사하는, 기쁜 마음으로 받아 들이면서 이를 극복하여야 한다. 필자의 이러한 주장을 선뜻 받아들이기 어려울 것이다. 그렇지만 곰곰히 생각해보면 어떤 일을 처리하면서 부정적인 생각보다는 긍정적인 생각으로 일을 처리하면서 의외로 좋은 결과를 얻었던 경험이 있었을 것이다. 그래서 '자연스럽게, 혹은 부드럽게 해결되기를' 바라고 청(염원)하는 마음으로 지금 자신이 하고 있는 일에 열중하면 의외의 결과가 나타난다는 것이다.

만약 조금이라도 부정적인 생각으로 결과를 예단하거나 행동하면 일은 결국 어려운 방향으로 움직이게 된다. 결과라는 화살의 방향은 언제나 당신의 마음의 방향에 따라 겨냥되기 때문이다. 그러기 때문에 처음부터 부정적인 생각으로 상황에 임한다는 것은 화살의 방향 설정을 잘못잡고 있는 것과 같은 것이다.

다시 말하자면 매사에 부정적인 생각을 긍정적인 생각으로 즉시 전환하라는 것이다. 아무리 어두운 결과가 예측되는 상황에 처해있을지라도 밝음의 결과를 청하면서 일을 진행해야 한다. 어두운 생각을 밝은 마음가짐으로 전환한 후, 모든 결과를 잊은 후(결과가 좋게 될 것이라든가 혹은 그 반대로 된다면 하는 등), 지금 당신이 하고 있는 일에 열중하면 된다. 당신이 늘 긍정적인 사고를 지니면서 긍정적인 행동을 한다면 모든 것은 반드시 당신의 뜻대로 이루어진다.

또한 초염력의 효과를 체험하기 위해서는 어떤 경우에서든 항상 순수하고 착한 마음을 지니고 있어야 한다. 이는 자연이 자연의 상태를 제대로 유지하고 있을 때 빠른 복원력을 보여주는 것처럼, 인간도 순수하고 참된 마음자세를 지닐 때 만이 초염력의 결실을 체험할 수 있기 때문이다.

초염력으로 이루는 평화의 세계

이 책은 그동안 한국초염력연구원에서 ESP - 초염력(超念力)을 연구하고 실천 활용한 내용들을 토대로 엮었다.

초염력의 관점에서 보면 자연과 인간의 관계는 너무도 아름답다. 더욱이 대우주는 지구촌이라는 소우주와 초상현상(超常現象)이라는 결과를 통하여 행복의 에너지를 전하고 있는 것을 알 수 있다.

필자는 이러한 사실을 이 책을 통하여 전하면서 아울러 초염력이 지구촌의 영원한 평화의 근원임을 알리고자 한다.

ESP - 초염력으로 모든 생명체가 진정한 행복을 누리면서, 청하고 원하는 곳마다 등불이 되기를 바란다.

이 책을 편안한 마음으로 읽으면서 내용 그대로 이해하시기 바란다. 긍정이나 부정하는 마음을 쉬게 하고, 결과 또한 연연하지 않을 때 대자연의 아름다움과 그 결실을 ESP - 초염력(超念力)을 통하여 체험하실 수 있기 때문이다.

2003년 9월 6일

한국초염력 연구원 待天 정 수 근 원장

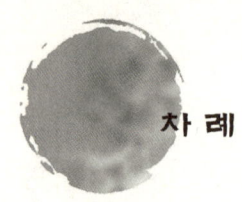
차 례

- 序詩 - 사랑의 큰 기운 우리에게 다가와 / 정 우 일
- 책을 내면서 / 정 순 근 / 5

제1장 ESP-초염력(超念力)의 세계 / 17
  1. ESP-초염력이란? / 19
  2. ESP-초염력의 이해 / 23
  3. ESP-초염력을 체험하는 방법 / 27
  4. 심법(心法)과 행법(行法) / 32
    1). 심법(心法) / 33
      감사하는 마음
        (1) 자연에 감사
        (2) 부모님과 조상님께 감사
        (3) 자신에게 감사
    2). 행법(行法) / 37
        (1) 대화할 때
        (2) 표정은 밝게
        (3) 봉사하는 자세
  5. ESP-초염력의 활용 / 43

6. ESP-초염력의 효과 / 46
  7. 생활 속에서 초염력을 활용하는 방법 / 51
  8. ESP-초염력의 초상현상 / 61
  9. 신문, 방송 및 공개 강연시 질의 응답 / 70

제2장 ESP-초염력(超念力)을 위한 체모(體貌)관찰법 / 77
  척추 자가 건강진단법

제3장 ESP-초염력(超念力)을 위한 관련 요법 / 82
  1. 정식법 / 85
    1). 쾌식(快食) / 87
      (1) 무엇을 섭취할 것인가.
        가. 체질에 맞는 식품.
        나. 계절식품
        다. 신토불이

(2) 어떻게 섭취할 것인가

　　　(3) 정식법(正食法, 정저작법 正咀嚼法)

　　　(4) 염력 식사법(念力食事法)

　　　(5) 섭취량

　　2). 쾌변(快便) / 93

　　3). 쾌면(快眠) / 95

　　　불면증에 활용하는 초염력

2. 토사(모래찜질) 요법 / 97

　　1). 시기와 장소 / 98

　　　(1) 시기

　　　(2) 장소

　　2). 사전 준비사항 / 98

　　3). 준비물 / 99

　　4). 실시요령 / 99

　　5). 보조자의 할 일과 알아두어야 할 일 / 101

6). 토사요법의 효과 / 102
   7). 참고 사항 / 103
   8). 주의 사항 / 104

제4장 ESP-초염력(超念力) 체험사례 / 107
   1. 국내편 / 109
   2. 해외편 / 152
   3. 초염력기구 사용 체험담 / 17
   3. 저자가 쓰는 체험사례 / 17

제5장 사진으로 보는 한국초염력연구원 활동 / 207

제6장 초염력기구 및 제품 / 241

제7장 한국초염력연구원 회원가입 안내 / 259

제8장 추천사/ 저자 소개/ 소원문 / 265

● 추천사
　건강 한류바람을 일으킨 초염력 명인 · 양 재 생
　전통 인술과 초염력의 세계 · 문 재 주
　초염력은 무한 가능성의 에너지 · 鄭 泰 秀
　정순근 원장과 초염력의 세계 · 김 재 수
　과학적 측면에서 본 초염력 · 이 완 수
　인류의 난제를 해결해 주는 희망의 메세지로 · 김 봉 건
　자랑스런 한국인, 정순근 원장 · 계 무 림
　초염력은 하늘의 복음이요, 축복입니다 · 하 기 환
　초염력으로 인생에 보다 밝은 빛이 · 강 종 민
● 저자소개 / 289
● 소원문 / 295
　건강 소원문/ 생활 소원문/ 기타 소원문

제1장

ESP - 초염력(超念力)의 세계

ESP - 초염력(超念力)이란, Extra Sensory Perception의 약자로서 초감각적 지각을 뜻한다. 인간이 지닌 육감(六感; 시각, 청각, 후각, 미각, 촉각의 오감에 영적인 감각과 같은 예지력을 포함한 것)으로는 인지(認知)되지 않는 현상, 즉 초상현상(超常現象)을 뜻하는 말로써, 우리들이 살고 있는 물질세계(3차원, 現象界)의 상식적 가치체계를 초월한 단계의 현상이다.

1. ESP-초염력(超念力)이란?

　이 책의 서문을 읽으면서 많은 분들이 ESP-초염력(超念力)을 기적과 같은 현상으로 생각할 수도 있겠지만 사실은 그렇지 않다. 왜냐하면 기적이란 일어날 수도 있고 일어나지 않을 수도 있는 것이다. 하지만 초염력(超念力)은 기적처럼 우연으로 나타나는 것이 아니라 누구나 참된 마음만 먹으면 작용할 수 있는 힘이기 때문에 결코 기적과는 다른 영역이다.

　먼저 초염력을 이해하기에 앞서 염력(念力)이라는 단어부터 이해해 보자. 불교에서는 오력(五力)의 하나로 한 가지에 전념하여 그로써 장애를 극복하는 힘. 또는 산란한 마음 등을 집중하는 힘을 말한다. 심리학에서 염력은 추능력의 하나로 정신을 집중함으로써 물체에 손을 대지 아니하고 그 물체의 위치를 이동하는 것 등으로 설명하고 있다.

　염력(念力)의 단어를 풀이하여 보면, 먼저 염(念)이란, 今+心=念이기 때문에 '지금[今] 생각하는 마음[心]'으로 풀이된다. 이 뜻을 그대로 표현

불교의 염력(念力)
불교에서는 수행에 필요한 다섯 가지 힘으로 염력(念力) 외 신력(信力), 정진력(精進力), 정력(定力), 혜력(慧力)을 이야기 한다.

한다면 지금 원하고 있는(혹은 소원하고 있는) 마음의 정도에 따라 생각하는 마음의 힘[力], 즉 염력(念力)의 결과인 것이다. 하지만 초염력이란, 이 염력을 뛰어 넘은 어떤 불가사의한 힘인 것이다. 비록 불가사의한 힘이라고는 하지만 시간과 장소에 구애받지 않고 누구나 활용할 수 있다는 보편성도 지니고 있기 때문에 기적과는 다른 것이다.

불가사의한 초염력의 활용이 누구에게나 가능하다고 하면 언뜻 이해되지 않을지 모른다. 하지만 그것은 엄연한 사실이다. 다만 얼마나 참된 마음의 자세에서 청하는가의 여부에 따라서 단순 염력으로 그치는가, 아니면 초염력의 초상현상(超常現象)으로 결과가 이루어지는가의 차이가 있을 뿐이다. 초염력의 결과는 자신이 일생동안 살아오면서 듣지도, 보지도 못한 현상으로 나타난다. 다시 말하면 일반적인 지식이나 상식, 의학이나 과학 등을 초월한 초상현상(超常現象)으로 나타나기 때문에 초염력(超念力)이라고 표현하는 것이다.

초염력의 효과는 대부분 즉시적이기도 하지만 다소의 노력을 필요로 하는 경우도 있다. 마치 사업을 벌여 놓았다해서 곧바로 이익이 창출되는 것이 아닌 것처럼 초염력을 이용한 건강회복은 질병의 깊이나 받아들이는 사람의 상황(예를 들면 순수성 등)에 따라 정도의 차이가 있다는 것을 명심하여야 한다. 사업번창 등 다른 용도로 응용하는 경우도 마찬가지이다.

초염력은 인류의 역사 가운데 어느 시대를 막론하고 사용되었다. 다만 누구에게나 보편적으로 인

초상현상(超常現象)
일종의 초자연 현상으로 초능력이나 심령 현상 따위와 같이 일상 경험이나 논리로는 설명할 수 없는 현상.

지(認知)가 되지 않았다는 이유로 그저 신기하고 괴이한 일이라고만 역사서에 기록되어 전해 온 것이다. 하지만 분명히 말할 수 있는 것은 누구든지 초염력의 세계에 대하여 관심을 가지고, 이를 한 번이라도 자신의 필요 영역에 활용하여 그 효과를 체험하고 나면, 고대 역사에서 나타났던 괴이한 일들이 더 이상 비밀스럽지 않을 것이라는 것이다.

우주에는 천지창조 뿐 아니라, 삼라만상을 모두 관장(管掌)하는 마음(에너지, Power)이 존재하고 있다. 하지만 인간은 이를 인식(認識)만 하여 왔을 뿐, 인지(認知)하지 못하고 더우기 활용한다는 것은 상상에서만 가능한 것으로 알고 있었다. 그러나 인간의 역사가 시작된 이래 그동안 미처 알지 못하였던 우주의 마음이 이제는 ESP-초염력(超念力)이라는 방법으로 인간의 마음 뿐 아니라 육신도 창조적으로 변화시키고 있다.

그동안 과학과 의학이 눈부신 발전을 이루어 지금까지 인간에게 많은 도움을 주어서 나날이 편리함과 더불어 생활에 큰 혜택을 주고 있다. 하지만 아직도 밝혀지지 않은 우주의 그 신비하고 불가사의한 작용에 대해서 각 분야의 전문가들이 끝없이 연구 도전하고 있으나 아직도 그 연구결과는 미미하기만 하다. 그것은 접근 방법의 오류에서 기인된 것으로 필자는 여기고 있다. 접근의 오류는 결과의 오류를 불러오기 마련이다. 그렇지만 초염력은 우주의 비밀에서부터 인체의 비밀에 이르기까지 영역을 막론하고 불가능 없는 해결책을 지니고 있다.

지금 이 시간에도 우리가 인식하지 못하는 가운데, 곳곳에서 ESP-

초염력(超念力)은 그동안 의학으로는 불가능하다고 판단한 일들을 해결하는가 하면, 과학이 규명하지 못한 것을 초상현상(超常現象)으로 나타내 보이고 있다. 그리하여 원인불명의 증상이 호전되는가 하면, 개개인의 생활 속에서도 놀라울만한 체험이 현실 속에 초상현상으로 나타나기도 한다.

어떤 면에서 보면 오늘날 과학이나 의학의 눈부신 발달은 오히려 이러한 초염력의 이해와 활용의 장해(障害)요인이 될 수 있다. 초염력에 대하여 많은 과학자와 심령학들이 이의 실체를 규명하고자 노력하고 있으나 아직은 현상만 파악하고 있을 뿐 과학적으로 규명되지 않고 있다. 그로인하여 대부분 이를 눈속임과 같은 환술(幻術) 정도로 생각하고 있는 것이 현실이다. 하지만 초염력은 과학과 의학의 사각지대에서 놀라운 해결사 역할을 한다는 것이다. 그러므로 서로의 영역을 이해하고 보완해 나가면서 동반적 발전에 노력한다면 인류의 밝은 미래가 보다 가까이 현실로 다가올 수가 있다고 확신한다.

초염력은 믿고 의지하는 신앙이나 종교가 아니다. 그러므로 절대적인 믿음이나 무리하거나 맹목적인 조건은 요구하지 않는다. 누구든지 자연과 우주의 마음, 즉 착하고 밝은 마음으로 서로간의 행복을 추구하는 것을 청(請)하고, 그 바램조차 잊어버리고 있을 때 만 아름다운 결과로 나타난다.

초염력의 세계는, '청하고 바램'이라는 씨앗이 '지구촌'이라는 땅에 '착하고 밝은 마음'이라는 영양제를 밑거름으로 '아름다운 행복'이라는 열매가 '초상현상(超常現象)'으로 결실을 맺는 것과 같다.

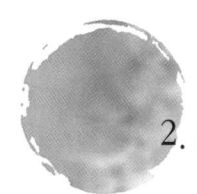
2. ESP-초염력(超念力)의 이해

 ESP - 초염력(超念力)은 대우주, 대자연의 힘·에너지를 순수한 상태의 마음이라는 원형의 거울로 받아서 언제 어디서든지 즉시 활용할 수 있는 것이다. 그러므로 현실 생활에서 겪게 되는 여러 가지 어려움을 보다 부드럽게 해결 할 수 있는 방안으로 초염력을 다양하게 활용할 수 있다. 그리고 초염력을 활용하는 방법은 다양하지만 누구나 편안하게 접근할 수 있다는 장점이 있다.
 흔히들 ESP - 초염력(超念力)이라 하면 숟가락 구부리기와 같은 염동력이나, 공간 이동, 텔레파시 등의 초능력을 연상하기 쉽다. 하지만 초염력은 초능력처럼 느껴질 뿐이지 근본적으로 분명히 다르다. ESP - 초염력은 초능력과는 달리 특정 사람만이 할 수 있는 것이 아니며, 수업이나 훈련, 명상 등을 통해서 체험하고 배우는 것도 아니고, 더욱이 신앙도 아니며 종교와는 전혀 무관하다. 누구나 즉시(지금 이 순간에도) 활용할 수 있다는 점에서 초능력과는 다른 것이다.
 어떤 사람들은 초염력을 기(氣)와 연관하여 이해하려고 하는 경우가 있다. 결과적으로 볼 때에 그렇게 이해할 수도 있겠지만 기(氣)는 서로 간의 교류 속에서 이루어지는 것이다. 하지만 초염력은 직접적인 교류가 아닌 시공을 초월한 간접적 교류성을 지니고 있는 점에서 기의 세계 보다는 훨씬 차원이 높을 뿐 아니라 펼쳐지는 능력에서도 큰 차이가 있다. 굳이 비교하자면 초능력과 기의 세계가 가정에서 사용하는 전등의 역활과 기능의 정도라면 초염력은 태양의 역활과 기능과 같은 것이다. 더우기 초능력과 기는 차별성을 지니고 있는데 반하여 초염력은 차별성이 없을 뿐 아니라 무한한 능력과 에너지가 있다는 것이다.

하지만 초염력의 실체를 이해한다거나 말로써 표현한다는 것은 지극히 어렵다. 마치 누군가가 나를 꼬집거나 때렸을 때에 그 아픔의 강도에 대한 표현을 상대에게 완벽하게 전달할 수 없는 것과 같은 것이다. 아픔의 강도를 세분화 하자면 수 백, 수 천가지 표현을 할 수 있지만 우리는 겨우 몇가지 정도의 표현 만으로 상대가 대략 짐작을 하도록 하는 것이다. 마찬가지로 초염력은 상상할 수 없는 힘·에너지를 나타내고 있지만 그 무게나 질량을 표현할 수는 없다. 다만 초염력을 통하여 나타난 현상인 초상현상(超常現象)을 통해서 이해할 수 있을 뿐이다.

하지만 초염력은 마치 우리가 컴퓨터 내부의 회로구조를 전혀 몰라도 누구나 사용 방법만 알면 잘 활용할 수 있는 것처럼 누구든지 참된 마음으로만 활용하면 무한에너지처럼 다양하게 활용할 수 있다.

아직도 많은 사람들이 어려운 상황에 처해있을 때 무속인들의 힘을 빌어 그것을 해결하고자 하는 경우가 있다. 물론 무속인들 나름의 교감하는 신들과의 관계에 따른 능력의 정도 차이가 있다는 것을 필자는 이해한다. 하지만 그들의 능력이 절대적이거나 항상 이루어지는 것은 아니다. 그렇지만 초염력은 무속인들의 능력과는 비교가 안될 정도의 초자연적인 현상을 나타내 보여 준다. 한마디로 자전거와 자동차 간의 경주와 같다고 할 수 있다.

ESP - 초염력과 같은 마음의 세계에서는 정신과 물질 중에서 정신을 주체로 하는 것이기에 초염력의 힘을 보다 빨리 받아들이기 위해서는 긍정적인 사고, 적극적인 자세, 착한 마음씨를 요구하게 된다. 필자가 지난 40여년 간의 연구와 강연, 지도를 통해서 경험한 사실은, 빠른 변화와 좋은 결과를 보이는 대부분 사람들의 공통된 특징은 이런 마음의 자세를 갖추었다는 것이다.

흔히들 생각은 머리로 하고 마음은 가슴으로 표현한다고 한다. 생각을 올바르게 하는 것도 중요하지만 올바른 마음자세를 지니는 것은 더욱 중요하다. 바른 마음의 자세는 바른 생각을 하게 만드는 중요한 요인이기 때문이다. 물론 바른 생각이 바른 마음을 지니게 하기도 한다.

중요한 것은 생각이 마음을 움직이고, 그 움직임이 마음으로 행동하여야 한다는 것이다. 바른 생각과 바른 마음 그리고 바른 행동이 일치가 되는 것이 근본이다. 마음이 바르면 표정조차 밝게된다. ESP-초염력에서 강조하고 있는 마음의 자세는 항상 바른 마음이다.

그리고 ESP - 초염력은 어떠한 어려운 상황에 처해 있을지라도 '어려운 일은 좋은 일이다'라고 하는 긍정적인 사고, 즉 '위기를 최선의 기회로' 전환하는 생각을 지니도록 요구한다. 긍정적인 사고가 좋은 일을 부르는 법이다. 생각이 부정적이면 모든 상황 역시 부정적으로 흐를 수밖에 없다. 어렵다고 해서 밝음을 잃는다면 미래의 삶은 계속 어두울 수밖에 없을 것이다.

밝음의 미소

지금 내가 웃고 있는
부드러운 밝음의 미소!
내 인생 아름답게 밝혀주는
동반자 되어,
행복의 흐름에
지름길 되네!

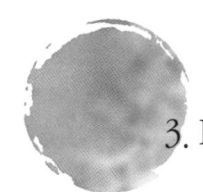

3. ESP - 초염력(超念力)을 체험하는 방법

　행복한 생활을 원하는 사람이라면 참된 마음만 간직하면, 남녀노소를 불문하고 어느 누구라도 이 글을 읽고 있는 순간에도 자신은 물론, 타인에게도 이 힘 - 대자연의 에너지 - 을 마음으로 받아서 전해줄 수 있다. (단, 반드시 지금의 참된 마음을 통해서만 천혜의 조건없는 혜택을 받을 수 있다.)

　귀하께서 이 글을 읽고 있는 지금, 자신의 평소 소원과 가족의 건강, 혹은 주위의 어렵거나 불행에 처한 상황들이 기쁨과 희망이 있는 상황으로 전환되기를 청하거나, 혹은 본 연구원의 인터넷 웹페이지 (www.espworld.org)를 열어 그 내용을 읽는 순간 이 힘을 마음으로 청해서 전해줄 수 있다. 물론 자신 뿐 아니라 남을 위해서도 가능하다.(다만 참된 마음을 통해서 자신과 타인의 행복을 원하는 일들만 가능하다.)

　그러면 여기서 스스로 체험할 수 있는 초염력 한 두가지 예를 소개한다.

　첫째, 만약 당신의 허리가 불편하다면,

지금 자세 그대로 편안하게 유지하면서 마음을 편안하게 한 후 마음 속으로 소원을 생각한다. '내 허리가 좋아졌으면', '내 허리의 통증을 부드럽게 부탁합니다.' 하고 생각한 후(소원을 잊고), 1초 간격으로 하나에서 열, 또는 서른까지 천천히 숫자에만 정성을 다해서 세어본다.

여기서 숫자를 헤아리는 것은, 자신의 소원이나 그 밖의 잡다한 생각을 잊어버리게 하는 방법 중 하나인 것이지 일반적인 명상이나 정신 집중과는 다르다.

그리고 지금 이 순간에 감사하면서, 가볍게 허리를 움직여 본다. 이와 같은 방법으로 몇 차례 반복하면 반드시 좋은 결과가 나타나고 초상현상도 체험할 수 있게 된다.

두번째, 다리나 무릎관절이 안좋은 경우,
먼저 당신의 '아픈 다리를 어떻게 끌고 갈 것인가'라며 미리 스스로 두려워 하지 말아야 하다.

다만 먼저 자신의 아픈 다리에 대해, 혹은 내 불편한 무릎에 대해 소원을 바라고 걸어보라! '내 다리가 좋아졌으면', '내 무릎의 통증을 부드럽게 부탁합니다.' 하고 생각한 후(소원을 잊고), 앞만 보고 한걸음 한걸음에 하나, 둘, 셋을 세면서 헤아리는 숫자에만 열중한다. 또는 왼발이나 오른발에 관계없이 발이 땅에 닿는 순간, 왼발 혹은 오른발에만 열중하라.

그리고 감사한 마음 가운데, 반복하다 보면, 자신도 모르는 순간 좋은 결과가 나타나고 초상현상도 체험할 수 있게 된다.

왜 위와같이 해야 하는가!

통증이나 아픈 부위에 신경을 쓰면 통증은 더 악화될 뿐이다. 그것은 나쁜 기운이 그곳으로 응집되어 오히려 신진대사를 방해하고 혈액순환에 장애만 주기 때문이다. 더욱이 순수한 자신의 참된 마음으로 소원을 바란 후, 그 바램마저 잊어버리기 위해 오직 숫자나 걸음에만 열중하고 있으면 초염력의 세계와 연결된다. 1~2분 정도만이라도 열중하면 반드시 좋은 결과를 체험할 수 있게 된다. 물론 가야 하는 목적지까지 이렇게 계속 반복하면 효과는 더욱 증폭된다.

이해를 돕기 위해서 다시 한번 설명을 드린다면 이렇다. 지금까지 이 글을 읽기 전에도 '내 아픈 곳이 나아졌으면' 하고 소원을 했을 것이다. 하지만 그 당시는 아무리 자신의 마음을 열고 있었다 할지라도 마치 방송국에서 전파를 보내주고 있지 않은데 텔레비전을 켜고 있는 상태이거나, 인터넷 전용선도 없이 컴퓨터를 켜고 인터넷 통신을 시도하는 것과 같은 상황이었던 것이다.

하지만 이 글을 읽는 순간부터는, 정규 방송시간에 텔레비전을 켜고 뉴스나 혹은 기타 즐기는 프로그램을 시청하는 것과 같은 상태가 되는 것과같다는 말이다.

초염력으로 병의 회복을 이루고자 하면 아픈 부위나 병명에 관계없이, 한꺼번에 마음으로 청하면 된다. 그 다음에는 숫자를 세는 것에 열중하면 된다. 마음으로 병의 회복을 청하였으나 숫자를 세는 것에 집중하지 않으면 제대로된 결과를 얻을 수없다. 예를 들면 TV를 보고 있다가 갑자기 걸려온 전화를 받거나 혹은 다른 잡다한 생각에 빠져 있으면 그 순간 TV를 보고는 있었으나 그 내용은 이해하지 못하는 것과 같다. TV 시청에 집중하지 않았기 때문인 것이다. 보고자 했던 프로그램의 내용을 파악하지 못하게 된 것은 참된 마음으로 소원한 것을 잃어버린 것(결과가 무효된 상태)과 같다.

이해를 돕기 위하여 아래의 비교 도표를 참조해 보자.

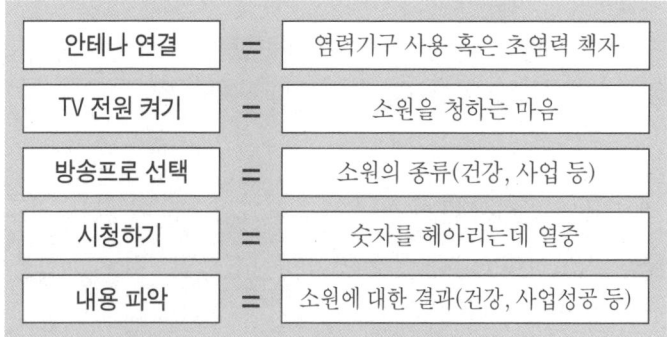

표1. 초염력 체험을 위한 마음의 자세와 TV 시청과의 비교

수신기의 종류	염력기구의 종류
1. 가정용 안테나	1. 초염력 책 및 각종 염력 인쇄물 등
2. 케이블	2. 각종 염력썰(건강썰, 생활썰, 힐링아트, 황토 염력제품 등)
3. 위성안테나	3. 염력 CD, 염력뱃지, 반지, 목걸이 등

표2. TV 수신기와 염력기구의 비교 관계

위의 표2는 염력기구 사용을 강조한 바가 되었다.

염력기구의 필요성과 그 효능에 관해서는 이 책의 제6장에서 다시 소개된다. 중요한 것은 위와 같이 하면 누구나 쉽게 초염력의 세계에 접근하여 스스로 체험할 수있다는 것이다.

예를 들면, 공부를 하기에 앞서, '공부가 잘 되었으면' 하고 생각한 후 공부에만 열중한다. 시험을 보기 전에, '그동안의 노력에 대한 좋은 결과를 부탁합니다.' 한 후 점수나 결과에 대한 걱정을 버리고 시험에만 열중한다.

운전을 하기 전에, '안전운전을 부탁합니다.' 하고 편안한 마음과 편안한 자세로 운전에만 열중한다.

위와같은 방법으로, 사업에 착수할 때는 '사업의 성공을 부탁합니다.' 하고, 작업을 하기에 앞서 '안전작업과 능률향상을 부탁합니다.' 하고, 영업하기 전에는 '좋은 실적을…' 하고 활용하면 된다.

초염력을 통하여 좋은 결과를 많이 이루는 것은, 다만 결과에 관계없이 일상 속에서 많은 응용과 더불어 활용을 반복하는 것이다. '오랜 시간의 경험은 그만큼 많은 좋은 결과에 대한 큰 확신을 가질 수 있다.' 좋은 결과에 대한 확신의 체험이 많으면 많을수록 더욱 큰 효과의 아름다운 결실인 초상현상을 체험하게 되는 것이 초염력이다.

이와 같이 초염력을 시간과 장소를 구분하지 않고 모든 일상 생활 중에서 언제든지 활용한다면, 앞으로 남은 당신 미래의 인생은 한층 더 아름다운 행복의 인생 흐름으로 전환케 될 것이다.

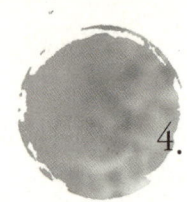

4. 심법(心法)과 행법(行法)

　초염력을 체험하고 배우는 방법은 여러가지가 있다. 하지만 반드시 알아 두어야 할 것은 누구든지 초염력 세계의 참 뜻을 체험하고 활용하기 위해서는 먼저 자신의 마음을 태초의 순수한 상태로 만들고, 행동을 참되게 해야 한다는 것이다.
　앞 장에서 초염력의 체험과 관련하여 '순수한 마음상태'를 여러 차례 강조하였다. 초염력의 체험에 있어서 이 순수한 마음상태는 매우 중요하다. 오염되지 않은 순수한 마음상태로 돌아갔을 때라는 것은 병의 치료에서 소독유지와 같은 의미로 해석하면된다. 오염된 손으로 상처를 건드리면 오히려 그 부위가 덧나서 악화되기만 할 뿐 치료되지 않는 것과 같은 이치이기 때문이다.
　때묻지 않은 순수한 마음을 지니고 있는 어린아이들이 같은 또래의 누구든지 함께 잘 어울려 노는 것은 순수한 마음 사이의 교감이 되기 때문이다. 어른들이 출신이나 어떤 능력 등 자신의 계산된 기준에 맞추어 사람을 대하는 것과는 다른 것이다.
　착하고 순수한 마음으로 돌아 가려면, 먼저 계산(자신의 이익과 손해에 대한)이 없는 마음이 필요하다. 그리고 결과를 먼저 점(占)치는 일을 피하고, 그간의 잘못을 참회하여야 한다. 자신이 알고 지었든 모르고 지었든, 그간의 모든 잘못과 죄에 대하여 참회하는 것이다. 이것이 초염력의 세계와 만나기 위한 마음가짐, 즉 심법(心法)이다.

그리고 순수한 마음가짐은 다시 올바른 행동으로 나타나야 하는데 그것이 행법(行法)이다.

누구나 이 심법과 행법을 잘 이해하고 지키면 초염력을 잘 활용할 수 있게 된다.

1) 심법(心法)

초염력의 세계를 이해하고, 건강을 되찾거나 예방하고자 한다면 먼저 자신의 마음을 순수하고 참되게 하여야 한다. 그리고 나서 나의 생명의 모체인 대자연과 우주에 진실된 마음으로 대하여야 한다. 그러기 위해서 먼저 자신의 잘못을 참회한 다음 항상 감사하는 마음을 지녀야 한다. 그리고 생활 속에서 순간 순간 '지금'에 감사해야 하는 것이다.

감사하는 마음

감사하는 마음은 초염력을 배우고 활용하는 근본인, 마음의 거울을 맑게 하는 첫 작업이다. 거울에 묵은 때가 찌들어 있으면 사물을 맑게 비추지 못한다. 감사하는 마음은 거울에 묻은 때를 벗기는 과정처럼, 원래의 순수한 마음 자세로 돌아가는 첫걸음이다.

물건을 사러 갔을 때 생각보다 값이 비싸다고 판단되면 가격만 묻고 나오거나 왜 여기는 비싸냐고 반문하게 된다. 하지만 요구하지도 않았는데 덤으로 하나 더 주면 누구나 기뻐한다. 이유가 무엇인가. 그것은 생각지도 않았던 혜택(마음의 선물)이 있었기 때문이다.

인생도 마찬가지이다. 사람들은 어려움에 처할 때마다 '왜 내 인생은 이 모양 이 꼴인가?' 하고 푸념하면서 살고 있다. 만약 어느 순간에서라도 자신의 인생을 덤이라 생각해 보라. 세상의 햇볕을 보기도 전에 사망하는 생명들이 얼마나 많은가. 게다가 지금의 나보다 더 불행한 삶을 살아가는 사람들은 또 얼마나 많은지를 생각하며 삶을 살아간다면 인생은 고달프지 않다. 그래서 늘 감사하는 마음으로 살아가야 한다.

그리고 과도한 욕심을 버려야 한다. 욕심은 항상 불행과 그림자 관계처럼 함께 움직인다. 그래서 욕심이 지나치면 불행의 싹이 움튼다. 늘 부족함에 대한 불만족으로 가득 차 있기 때문이다. 하지만 더 이상의 욕심이 없을 때 만족과 감사의 마음이 생기게 된다.

대부분 사람들은 살아가면서 많은 부분을, 생각이 먼저 결정하고 (마음의 占을 치고) 행동하는 경우가 많다. 그런데 그 생각이 바른 것인지 아닌지에 대한 점검은 하지 않고, 그저 경험과 습관에 의해 그렇게 할 뿐이다. 그러다 보니 가끔 미래에 대한 막연한 두려움을 안고 살아가게 된다. 하지만 어린 아이들을 보면 그들은 티없이 맑은 웃음을 지니고 있다. 미래에 대한 두려움이나 걱정이 없기 때문이다. 두려움이나 걱정이 없다는 것은 다시 말해 이 생에서 크게 참회할 내용이 별로 없다는 것과 같다.

먼저 잘못을 참회한 다음 항상 감사하는 마음을 지니고 살아간다면 막연한 불안이나 두려움은 소멸된다. 그래서 생활 속에서 순간 순간 참회하고 감사해야 하는 것이다.

① 자연에 감사

먼저 자연에 대해서 감사할 줄 알아야 한다.

자연은 인간의 생존에 필요한 모든 에너지를 제공해 주고 있다. 빛(태양), 공기(산소), 물, 음식물 등 인간생활의 모든 에너지는 자연이라는 이름으로 아무런 조건없이 주고 있다. 게다가 가진 자, 가지지 못한 자를 구분하지 않고, 배움의 깊이에도 상관하지 않고, 종교의 유·무나 사회적 지위 등 모든 면에 구애 받음없이 골고루 조건없이 주고 있다. 하지만 우리는 이러한 자연의 혜택에 얼마나 감사하는 마음으로 생활하고 있었는가?

대부분 사람들은 자연의 혜택을 잊고 살아간다. 그런데 자연의 혜택을 잊고 살아가는 정도에 그치면 그나마 다행이다. 오히려 그러한 자연을 마음대로 좌지우지 하지 못하여 안달하고 있으니 문제인 것이다.

자연은 거대한 생명체이다. 자연이 그저 무심히 존재하는 것 같지만, 항상 끝없는 생명력을 보여주고 있다. 우리가 소위 자연재해 또는 천재지변이라 부르는 태풍, 지진, 화산폭발, 폭설과 폭우, 그리고 가뭄 등이 그것이다. 사람들은 일시적 피해만 생각하고 이러한 자연재해가 없기를 바라고 있다. 하지만 자연재해란 것은 인간의 관점에서 볼 때 재해일 뿐, 자연으로서는 지극히 당연한 생명력의 표현으로 자연이 살아있다는 큰 증거인 것이다.

거대한 우주의 태양계 가운데서 지구 역시 이러한 생명력을 지니고 있기에 인간이 존재하는 것이다. 만약 지구에서 이러한 자연의 재해가 없기를 바란다면, 그것은 생명력이 없기를 바라는 것과 같으며, 결국 인간의 멸망을 희구하는 것과 같다. 생명력이 없는 자연에서 인간은 특별한 장비의 도움 없이 단 몇 분도 살지 못한다. 자연이 생명력을 지니고 있어야 인간이 필요로 하는 각종 에너지를 충분히, 그리고 지속적으로 공급하여 줄 수 있다.

이러한 자연의 생명력을 이해하고 나면, 인간들의 무차별적이고 무분별한 훼손행위가 얼마나 위험한 자해 행위인가를 느낄 수 있을 것이다. 그렇기 때문에 항상 감사하는 마음으로 자연을 대해야 한다. (자연의 섭리에 순응하면서)

② 부모님과 조상님에 감사

오늘의 나를 있게 한 것은 부모님이다. 부모님 이전에 많은 조상님들이 또 있다. 자신의 뿌리에 감사하고 형제 자매와 친지, 그리고 이웃에도 감사해야 한다. 부모님과 조상님들에 대한 감사는, 그 분들이 베풀어 주신 조건없는 사랑을 배우고 이해하는 것이다. 조건없는 순수한 사랑은 초염력이 우리에게 펼쳐보이는 현상과도 같다.

③ 자신에게 감사

먼저 자신의 육체가 건강함에 감사해야 한다. 만약 질병이나 장애로 인하여 아픔과 고통 속에 처해 있을지라도, 그 질병의 고통과 장애에도 감사해야 한다.

  왜냐하면 아픔과 고통은 살아있다는 증거다. 살아있는 사람은 아픔을 알지만 죽은 사람은 아픔을 느끼지 못하지 않는가. 고통과 고난은 자신이 성숙되어 가는, 마치 음악의 전주곡과 같다. 큰 고통과 고난은 그 정도에 따라 상대적으로 큰 행복과 기쁨의 결실로 나타난다. 그래서 생명 그 자체는 소중한 것이다. 아무리 어려운 상황에 처해 있을지라도 생명이 있음으로 어려운 상황을 헤쳐나가는 지혜가 생기는 것이 아닌가.

  자신과 우주는 하나이다. 진정한 마음으로 자신의 생명에 감사하는 마음이 충만하면 자신도 모르는 사이에 내면의 세계는 밝아져 어느새 우주의 세계와 교감하게 된다. 그것이 바로 초염력의 세계요, 초염력의 체험을 통해 배우게 되는 것이다.
  그러므로 자신이 인간으로서의 생명을 지니고 있음에 대하여 항상 감사해야 한다.

2) 행법(行法)

  바른 행동은 바른 마음을 지니는데 영향을 주기도 한다. 그래서 자신의 잘못된 행동 습성이 있으면 이를 고쳐야 한다. 언행(言行)과 같은 말의 습관부터, 자세와 걸음걸이의 행(行)과, 음식을 먹는 방법〔정식법 참조〕도 바르게 하는 것이 중요하다.
  그리고 하루의 생활 중에 순간 순간 문득 번개처럼 머리에서 떠오르는 생각이나, 스스로 마음가는대로 올바른 생각이라 판단될 때,(자신의 지식이나 상식을 연결지어 판단하지 말고) 행동하는 습관으로 전환한다.(행복을 나누는 일) 이렇게 하면 지금 당장은 자신에게 불이익이 될지라도 머지않은 장래에 큰 행복으로 전환되어 기쁨의 보람된 결실이 될 것이다.

즐거운 음악은 마음을 밝게 하고, 슬픈 음악은 마음을 슬프게 한다. 옷도 마찬가지다. 밝은 색깔의 옷은 자신의 육체와 마음을 밝게 하고 활동적으로 만들지만, 어두운 색상은 마음 뿐 아니라 육체의 행동을 어둡고 둔하게 만든다.

① 대화를 할 때- 마음이 담긴 말

말은 산울림처럼 다시 되돌아 온다. 선한 마음이 담긴 말은 고운 말이 되어 내게 되돌아 오지만, 반대로 상대방을 비난하거나 욕설이 섞인 말은 오히려 화가 되어 되돌아 온다. 부드러운 말은 나 자신 뿐 아니라 주위를 부드럽게 한다.

고운 말, 아름다운 말과 같이, 바르게 말하고 감사함이 담긴 말은, 아름다운 마음을 서로 공유할 수 있다.

내가 상대에게 부드럽게 대할 때 먼저 내 안에 평화로움이 머문다. 하지만 소리가 거칠고 부드럽지 못할 때 내 안에서부터 거친 파도가 인다.

강한 무쇠는 부러지기 쉽지만, 부드러운 쇠는 비록 휘어질지라도 부드럽고 유연하다. 언행을 부드럽게 행하면 몸과 마음은 자연히 부드러워지게 된다. 모든 우주 삼라만상은 그들 나름대로의 특징을 지니고 존재하고 있기 때문이다.

말이 싹이 되어 마음과 행동은 결과(결실)을 거둔다.

아름다운 마음씨

아름다운 마음씨는
바른 행동의 싹이 되고
튼튼한 줄기와 잎이 되어
산야의 어여쁜 야생화처럼
아름다운 꽃과 사랑의 향기
지구촌을 평화스레 물들게 하리니

② 표정은 밝게
자신의 얼굴 표정을 하루 세 번 거울 앞에서 관찰한다. 내 얼굴의 표정이 밝은지 어두운지….
지금의 표정은 지금 그 순간부터의 인생이 된다. 지금 얼굴이 어둡고 찌푸려져 있는 사람은 장래의 삶에 불행을 자초하게 된다. '웃으면 복이 온다'는 말의 참뜻을 다시금 되새겨 웃는 연습을 매일 생활화하여 항상 웃음을 머금고 행복된 인생을 창조해야 한다.
그래서 염력으로 '나 000, 웃는 얼굴 표정을 청합니다.'하고 거울 앞에서 자신을 향해 자연스런 웃는 얼굴 표정을 매일 3번 행한다. 이 때 자신이 살아오면서 가장 기쁜 일을 생각한다.(즐거웠던 일, 우스웠던 일 등) 큰 소리로 웃으면 더욱 좋다.

③ 봉사하는 자세

　항상 봉사하는 자세를 지녀야 한다.

　모든 불행의 시작은 욕심에서 비롯된다. 욕심은 더 가짐이다. 하지만 봉사는 함께 나눔이다. 욕심을 내면 낼수록 마음은 순수와 멀어지게 될 뿐 아니라, 감사하는 마음이 사라지게 된다. 사람들은 욕심으로 취한 것에 감사해 하는 경우가 많다. 하지만 욕심으로 이룬 것은 감사의 대상이 아니라 도심(盜心)을 키울 뿐이다.

　마음의 욕심을 버리는 가장 좋은 방법이 봉사하는 마음을 지니는 것이다. 지금까지 나의 생을 되돌아보면 끊임없이 남으로부터의 도움을 받고 살아온 것의 연장이다. 생명이 탄생하는 순간에서 걸음마를 배우는 단계를 지나, 학업을 이루고, 사회생활을 하면서 지속적으로 누군가의 도움으로 지금까지 온 것이다. 또 마지막 생을 다하는 그날까지 앞으로도 누군가로부터의 도움을 받게 될 것이기 때문이다.

　물론 나 자신도 많든 적든 누군가를 도우며 살아왔다. 하지만 내가 준 도움보다도, 지금의 내가 있기까지 내가 받은 도움이 더 많음을 인식하고 행동하는 자세가 남에게 봉사하는 자세인 것이다. 봉사는 남을 위하는 것이 아니라 결국은 나 자신을 이롭게하는 큰 결과를 이룬다.

　그동안 내가 남을 도운 것에 비하여 불행한 현실을 살고 있다고 우울해 할 필요는 없다. 씨를 뿌려 싹이 트는데에는 많은 시간이 필요하지 않지만, 좋은 열매가 맺어지는데는 다소의 시간과 노력이 필요한 것이다.

만약 자신의 이익만 추구하면서 남을 생각하지 않는 생활을 하다가는, 이 거대한 나눔의 세상에서 홀로 표류하는 상황을 맞을 수가 있다.

필자는 본인의 의지와 무관하게 가끔 병원의 중환자실을 방문하게 된다. 그때마다 사람은 건강할 때 잘살아야 한다는 생각이 머리를 스쳐간다.

'잘 살아야 한다.'

'나는 어떻게 살아야 잘 사는 것일까?'

사람을 뜻하는 '人'이라는 한자어는 서로 의지하고 협력하며 서로의 모든 것을 조건없이 나누고 있는 모습의 글자이다.

가끔 마음으로 나누는 소중한 순간이 있다.

'아무 것도 가진 것이 없어서 주고 싶어도 줄 것이 없고, 나누고자 해도 나눌 것이 없다'며 그윽한 눈으로 필자를 대하는 병든 노인들의 마음을 받는 순간이다. 나는 그들로 부터 헤아릴 수 없는 큰 마음의 선물을, 아무런 조건없이 받기 때문이다. 그 분들은 나에게 건강의 소중함을 일깨워 주는 마음의 선물을 준 것이다.

봉사를 하는 방법은 많다. 그 가운데서도 진실한 마음을 나누고 전하는 것이 가장 아름다운 봉사가 아닌가 생각한다. 돈으로 살 수 없는 것이 마음이다. 거래할 수 없는 귀하고 귀한 아름다운 마음으로 이웃에 그 마음을 전할 때 이것이 큰 사랑이고 아름다운 봉사인 것이다.

"초염력은 이웃을 생각할 때 가장 아름다운 힘, 아름다운 에너지가 발산된다."

하지만 이러한 것조차 선입견의 연결없이 주위를 밝히는 촛불이 되길….

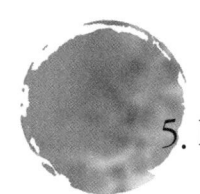 5. ESP-초염력(超念力)의 활용

앞에서 초염력을 체험하는 방법과 배우는 방법에 대해서 소개했다. 너무 단순하고 간단한 방법이다. 초염력을 생활에 활용하고 응용하는 부분은, 각자 스스로 실생활에서 즉시 마음가는대로 편안하게 활용하면 그것으로 충분하다.

전기(電氣)를 생각해 보자. 오늘날 인류 문명의 획기적 발전을 이룬 이면에 전기가 있다. 개개인의 생활에서부터 사회 전반에 이르기까지, 전기와 전기를 응용한 각종 기기들의 지배 속에 생활하고 있다고해도 과언이 아니다. 그래서 전기가 없는 세상은 상상할 수조차 없다. 한마디로 전기는 현대문명의 숨은 공로자이자 현대사회를 지배하는 거대한 힘인 것이다. 하지만 전기의 발생 원리는 지극히 간단하다. 간단하고 단순한 원리를 지닌 전기이지만, 응용과 활용에서는 거의 무한대에 이르고 있는 것이다.

초염력도 마찬가지이다. 앞 장에서 설명한 바와 같이 일반의 초능력과는 달리 특별한 능력을 지닌 사람만이 할 수 있는 것이 아니며, 고난도 훈련이나 오랜 시간의 명상 등을 통해서 배우고 체험하는 것도 아니고, 누구나 즉시(지금 이 순간에도) 마음의 스위치를 켜고 마음 가는대로 활용하면 된다.

초염력을 인간생활에 응용 또는 활용하게 되면, 과학적으로도 풀지 못하는 신비스러운 에너지(힘, 기운 등)에 의하여, 지식과 상식으로는 도저히 이해되지 않는「불가사의한 초(超)현상 - 초상현상(超常現象)」으로 나타난다. 그래서 초염력은 현실 생활에서 겪게되는 여러 가지 어려움을 자연스럽게 행복한 삶으로 전환함에 활용되고 있다.

특히 초염력을 육체와 정신 건강생활에 응용하였을 때 이해할 수 없는 불가사의한 현상을 많이 나타내고 있다. 그것은 ESP - 초염력을 활용하게 되면 체내에 우주 에너지가 교류되면서, 생명체의 에너지가 시공을 초월해서 본래의 상태로 되돌려 주기 때문이다. 마치 스스로 자연의 상태로 되돌아 가는 자연 치유력처럼. 그래서 초염력은 본래의 건강상태로 시공을 초월해서 회복시켜줄 뿐, 치료되는 것이 아니라고 하는 것이다.

초염력은 우리들이 살고있는 물질세계(3차원, 現象界)의 상식적 가치체계를 초월한 단계의 현상으로 초상현상(超常現象)을 나타낸다는 설명을 앞 장에서 하였다. 초상현상은 우리의 일반적 상상을 훨씬 초월하는 일종의 무한에너지로 이해하면 된다. 그것은 또한 지하자원처럼 한정된 에너지(힘)가 아닌 실로 무궁무진하며, 때로 엄청난 위력을, 그것도 일시적이거나 한정된 부분에서 만이 아닌 동시다발적으로 나타나기도 한다.

그리고 ESP - 초염력은 지구상에 존재하는 모든 생명체의 그 본질적 에너지를 상호간에 나누고 전할 수 있는 특징이 있다. 그렇기 때문에 인간의 건강(원래의 기력)을 회복 또는 증진시키거나, 유지 또는 복원할 수 있다. 그 외 사업번창, 대인관계 호전, 영업실적 향상, 가정 화목, 자녀교육 및 학습, 비행문제, 영장(빙의 현상 등) 제거에서 농업, 공업, 상업, 임업, 어업 등 각종 산업분야 전반에 걸쳐 경이적인 결과를 나타내 보여 준다. 그리고 능률 향상과 더불어 인간생활의 모든 부분에 있어서 '불행을 행복으로' 전환시켜 준다. 그래서 '불가능하다 라고 생각되는 것을 언제나 가능케 해 주는 에너지'인 것이다.

그러므로 초염력은 언제 어디에서 혹은 어떤 상황에서든 참된 마음으로 염원할 때 누구에게나 아름다운 행복을 창조하는 무한 에너지라는 것이다. 그래서 누구든지 장소에 구애됨없이 무한적으로 활용할 수 있는 것이다.

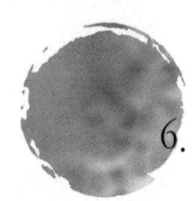

6. ESP-초염력(超念力)의 효과

우리가 살고 있는 3차원의 세계는 상식이 통하는 세계이다. 그러나 이 3차원의 세계에서도 종종 상식으로 납득이 되지 않는 불가사의한 현상이 나타나기도 하는데, 이러한 현상을 가리켜 '초상현상(超常現象)'이라고 한다.

ESP - 초염력에서는 이러한 초상현상이 다반사로 일어나고 있다. 지금까지 보고된 사례를 보면 ESP - 초염력을 받아 본 사람들에게 거의 공통적으로 나타나는 현상이 있다.

대체적으로 '마음이 편안하다. 몸이 가벼워졌다. 만성 두통이 사라지고 머리가 맑아졌다. 호흡이 편안하다. 위장이 편안해지면서, 식사를 잘 하고 배변이 시원하다. 팔 다리의 신경통이 사라지고 숙면을 했다… 등'이 그것이다.

그외 초염력은 각종 암(간, 폐, 위, 식도, 유방, 자궁, 직장 등)에서부터 혈압, 심장질환, 당뇨, 성인병 등의 건강 회복 뿐만 아니라, 행복한 삶을 추구하는데 있어 불가능을 가능케 해 주는 우주의 마음 에너지이다.

강연 현장에서 일어나는 거의 공통적인 현상으로는 몸에서 강한 열이 일어나거나, 혹은 전기에 감전된 듯한 전율감, 그리고 인체에서 금색, 은색 혹은 오색가루가 생겨나는 금분현상 등을 비롯, 강한 빛 쬐임 현상이나 소리, 향기, 강한 기운 등을 대표적으로 손꼽을 수 있다. 이와 같은 현상은 일반인들이 이해하기가 힘들겠지만 많은 사람들의 체험에 의해 확인된 사실이므로 부정할 수 없는 부분이다.

더욱이 1991년 8월에 미국 보스톤에서 에너지변환공학회가 개최되어 우주에너지에 대한 연구발표가 있었는데, 우주에너지는 질병치료, 성장촉진, 부패방지 등의 효과를 가져 온다고 하였다. 이 모임은 그 전까지 현대 과학이 인정하지 않던 부분을 정통 과학회가 공식적으로 인정한 획기적 모임이었다.

실제 ESP - 초염력으로 각종 건강생활, 사업호전, 작물재배, 학업성적 향상 등 실생활에서 놀라운 결과를 나타내고 있다.

건강 생활과 관련하여 살펴보자.

인산은 누구나 행복을 원한다. 행복의 조건 가운데 여러 가지가 있지만 그 중 가장 먼저 건강을 선택한다. 사람들은 누구나 일생을 건강하게 살다가 천수(天壽)를 다하기를 기원한다.

현대의학의 가장 큰 과제 가운데 하나가 건강한 삶을 통한 행복의 추구인 것이다. 그리하여 세계 각국의 많은 학자들이 여러 형태로 연구와 노력한 끝에, 인류가 많은 질병의 고통으로부터 해방된 것은 참으로 감사한 일이다. 하지만 아직까지 지구상의 많은 질병들이 마치 열리지 않는 비밀의 문처럼 해결되지 못하고 있기 때문에, 지금도 수많은 사람들이 고통의 나날을 보내고 있다.

하지만 초염력의 세계는 마치 우주의 세계처럼 무한의 능력을 펼치고 있기 때문에 불가능의 영역이 거의 없다. 그것은 질병의 세계에서도 마찬가지이다.

우주 만물은 음과 양의 에너지가 교류(교차)하면서 밸런스를 조절하여 상호 균형과 조화를 유지하고 있다. 인체 내의 생명체도 음과 양의 에너지 흐름이 상하, 좌우 서로 교차되면서 끊임없이 쉬지않고 파동적으로 움직이며 균형을 바르게 유지하기 위해 쉬지않고 생성과 소멸의 조율작용을 하고 있다. 이 때 인체 내 에너지가 골고루 안정되어 있으면 건강 상태를 유지하게 된다. 하지만 어느 한쪽이라도 불안정하면 불건강 상태가 된다. 그리하여 그 결과 질병이라는 현상이 자각 증상으로 나타나는 것이다.

초염력으로 건강을 되찾은 사례 한 가지를 소개한다.

2001년 11월 미국 L.A.에서 필자로부터 초염력 지도를 받은 미국 남부 카운티 노동조합의 엘에이 카운티 노동연맹의 레이몬드 L씨가 그 해 12월 필자에게 보내 온 편지 내용이다.

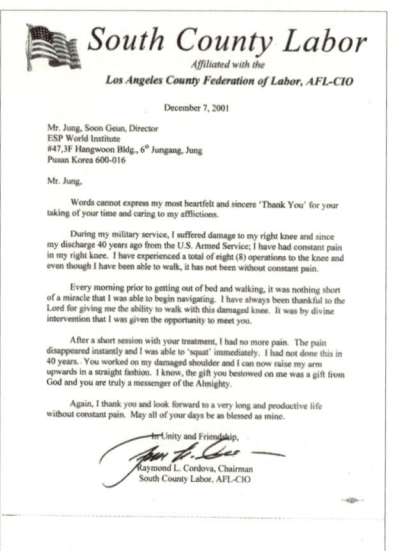

미국 남부 카운티 노동조합의 엘에이카운티 노동연맹의 레이몬드 L씨가 필자에게 보내온 편지 원문

정선생 귀하.

나의 몸의 고통에 대하여 그간 귀하가 베풀어 준 시간과 보살핌에 무어라 감사의 말씀을 드려야 할지 모르겠습니다.
나는 과거 군 복무 중 오른쪽 무릎을 다쳤고 40년 전 미 육군을 제대한 이후 나는 오른쪽 무릎이 계속적으로 몹시 아팠습니다. 그간 여덟 차례에 걸쳐 무릎 수술을 받았고, 비록 걸을 수는 있었지만 항상 통증이 없던 적이 없었습니다.

전에는 전혀 가능치 못했던 일이지만 이제는 매일 아침 침대에서 일어나 걷고 있는 것이 바로 기적이라고 생각합니다. 그리고 나의 고장 난 무릎으로라도 걸을 수 있음에 항상 하나님에게 감사드렸는데 그러다가 정선생을 만날 기회를 얻은 것이 하나님의 은총이라고 믿습니다.

선생으로부터 몇번 (초염력)지도를 받은 후 나는 더 이상 통증을 느끼지 못하고 있습니다. 통증은 즉시 사라졌고 이제는 무릎을 구부리거나 앉을 수 있게도 되었습니다. 이것은 지난 40년 동안 불가능했던 것입니다. 또한 내 상한 어깨도 치료하여 주셔서 지금은 내 팔을 똑바로 위로 쳐들어 올릴 수 있게 되었습니다. 귀하기 니에게 행하여 주신 이 선물은 바로 하나님으로부터 온 선물임을 믿습니다. 귀하는 진실로 전능하신 하나님의 사자이십니다.
귀하에게 다시 한번 감사드리며, 나는 앞으로 전과 같은 지속적인 고통이 더 이상없는 아주 오랫동안 생산적인 삶을 영위하게 될 장래를 염원합니다. 귀하도 나와 같이 앞으로 모든 날에 축복이 임하시기를 기원합니다.

함께 하는 친구로.
Raymond L. Cordova, 회장
남부카운티 노동조합, AFL-CIO

   위 내용은 지금까지 ESP-초염력으로 건강을 회복한 많은 사례 중 일부분에 지나지 않는다. 초염력으로 건강을 회복한다는 것은 대자연과 대우주의 무한에너지를 건강 분야에 활용한 것이다.
   본 책의 제4장에 인용된 많은 체험 사례들이 이와 같은 초염력 활용의 실제 사례들이다. 이러한 초염력의 '초상현상(超常現象)'은 인간에게 아름다움을 전할 뿐 아니라 상상을 초월한 일들까지 가능케 하고 실현한다.
   다만 과학적 이론으로 인간과 대자연·대우주 상호간에 일어나는 엄청난 내용을 이론적으로 설명할 수 없다는 것이 안타까울 뿐이다.

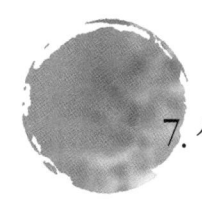# 7. 생활 속에서 초염력(超念力)을 활용하는 방법

산해진미를 차려놓은 음식상을 눈 앞에 두고도 이를 먹고 소화시킬 수 없다면 안타까운 일이 아닐 수 없다. 마찬가지로 초염력의 위대한 세계를 알았다 할지라도 이를 활용하지 못하면 그림 속의 떡일 뿐이다. 누구나 남녀노소 구분없이 누구나 활용할 수 있는 것이 초염력의 세계이지만, 먼저 기본적인 마음 자세와 더불어 생활 속에서 지켜야 할 몇가지 수칙이 있다.

세상의 모든 일들이 그러하듯이 그럴듯한 이론만으로 아름다운 결과를 기대하는 것은 마치 낙타가 바늘 구멍으로 들어가는 일만큼 어렵다.

앞에서 초염력을 체험하는 방법으로 심법(心法)과 행법(行法)을 소개한 바 있다. 본 항에서는 초염력의 세계를 이해하고 이를 활용하기 위해서 반드시 필요한 생활 속에서 지켜야 할 몇가지 사항들을 소개해 본다. 누구나 큰 노력을 들이지 않고도 쉽게 초염력을 생활 속에서 활용하는 방법들이다.

1) 아침 기상시 - 감사하는 마음

①아침에 잠자리에서 눈을 뜨는 순간 그 상태에서 감사하는 마음으로 '오늘 좋은 하루', 또는 '보람된 하루'가 되기를 염력(지금 생각하는 마음)으로 청한다. 그런 다음, 몸을 금붕어가 헤엄치듯 부드럽게 몸을 움직이면서 마음 속으로 숫자를 '하나에서부터 열까지' 헤아린다.(소리를 내면서 헤아려도 된다.)

②숫자를 다 헤아린 다음, 누운 상태에서 손을 위로 향하여 양 손의 손가락을 깍지 끼듯하며 동시에 몸 전체를 부드럽게 움직이면서 동작한다.(이 때 마음 속으로 체내의 기운이 머리끝에서 손끝, 발끝까지 고루 잘 돌아 혈액순환도 잘되기를 마음으로 청하고 몸과 마음을 부드럽게 한다.)
그런 다음 힘차고 활기찬 하루를 시작한다.

좋은 시작은 좋은 마무리를 예고하는 신호탄이다. 잠자리에서 일어나기 전에 스스로 '좋은 하루'를 다짐하는 것은 혹시 그날 다소 힘든 일들이 예정되어 있을지라도 이를 사전에 예방하는 효과가 있는 것이다.
예를들면 고양이과에 속하는 동물들이 유연한 동작에 뛰어난 능력을 발휘하는 데에는 이유가 있다. 그들은 항상 잠에서 깨어나자 마자 네다리를 쭉 뻗어 기지개를 켜면서 온 몸에 힘을 골고루 보내어 유연하게 한 다음 활동을 시작하기 때문이다. 비록 동물의 습성이지만 주목해서 배울 내용이 아닌가 생각된다.

2) 식사하면서- 농심(農心)에 감사하는 마음

모든 음식이 나에게로 오기까지는 많은 사람들의 노고가 뒤따른다. 쌀을 뜻하는 '미(米)'자는 '八十八'이라는 글자의 조합이라고 한다. 쌀 한톨이 생산되기까지 여든 여덟번의 농부의 손이 필요하다는 것이다.

종교를 가진 분은 식사에 앞서, 각자 종교에 맞는 식사기도를 한다. 그리고 식사를 하는 방법은 제 3장에 소개한 정식법(正食法)에 따르면 매우 좋은 효과를 얻을 수 있다.

3) 일을 시작하면서 - 즐거운 마음 가짐

먼저 하는 일이 잘되기를 염원하고 하는 일에 열중한다. 특히 위험이 도사리고 있는 사업장이나 작업장에서는 먼저 업무의 안전을 청한 후, 즐거운 마음가짐으로 주어진 일에 열중한다.

4) 영업 활동과 생산 현장에서

일반 직장이나 산업 현장에서, 영업 성과를 올려야 하거나 생산성 향상과 불량율 감소, 그리고 산업 안전 등을 염원하는 곳에 초염력이 함께 하면, 바라는 대로 이룰 수 있다. 항상 먼저 염원하는 내용, 'OO을 청합니다.' 혹은 'OO되기를 염원합니다.' 등을 청한 뒤 청한 내용을 잊어버리고 천천히 수를 세어 본다. '하나, 둘, 셋 … 열'

영업과 관련한 노트나 중요 고객의 명함 등에 '생활 씰'(제6장 초염력 제품 참조)을 붙이고 초염력을 청해 보라. 항상 안전이 요구되는 기계나 장비 등에도 '생활 씰'을 붙이고 초염력을 청해 보라. 착하고 순수한 마음으로 청하는 곳에 초염력은 아름다운 결과를 보여 준다. 기계나 장비들도 의식이 있고 생명의 에너지가 있다.

5) 여행을 할 때

보람되고 즐거운 여행이 되기를 기원하면서 안전한 여행길이 되도록 청한 후 여행의 즐거움을 누린다.
　대자연은 온갖 생명력이 넘치는 기운(에너지)의 보고(寶庫)이다. 조건없이 우리에게 베풀어 주고 있는 그 아름다움에 감사할 수 있는 곳이 여행의 현장이다.

6) 계단을 오르거나 내릴 때

길을 가거나 건물을 드나들 때 계단을 만나면, 계단을 오르기 전에 평소의 소원이나 바램을 청한 후, 오르거나 내려가는 계단의 수를 세는데 정성을 다한다.
　특히 다리가 불편하신 분은 불편한 다리에 마음으로 힘을 빼고 부드러운 마음가짐으로, '다리를 부탁합니다.' 하고 염원한 후 계단의 수를 헤아리는데 열중한다. 혹 중간에 숫자를 잊었을 때는 그때부터 다시 헤아려도 무방하다. 시작부터 끝까지 다 헤아리지 않아도 된다.

계단은 초염력의 효과를 염원하는 최적의 조건으로 활용될 수 있다. 특히 다리나 허리가 불편하신 분들 가운데 위와 같이 하여 좋은 효과를 보신 분들이 많다. 계단의 수를 세기가 불편하면 그냥 '왼발', '오른발' 하고 반복하거나 '하나, 둘 ~ 하나, 둘' 이렇게 반복해서 헤아려도 된다.

7) 자동차를 이용할 때

누구나 편리하게 이용하지만, 그만큼 안전이 필수적인 것이 자동차이다. 나 자신의 주의도 중요하지만 우연으로 다가오는 사고는 속수무책일 수밖에 없는 것이 자동차 사고이기도 하다. 자동차 내부 곳곳의 마음가는 곳에 '생활 씰'을 부착하고, 시동을 걸기 전에 '오늘의 안전운행을 청합니다.' 하고 염원한다. 그리고 초염력 CD를 수시로 틀어 놓으면 더욱 좋다.

자칫 큰 사고가 될 상황에서 아무런 부상을 입지 않은 자동차 사고가 있었다. 실제 일어났던 이야기로 '제4장 체험편'에도 소개되어 있다. 자동차 내부에 '생활 씰'을 붙이거나 한국초염력 연구원에서 발행된 각종 자료나 책, 인쇄물 등을 지니고 다니면 어려운 상황에서 안전 약속이 함께한다.

8) 운동을 할 때

운동 전후의 준비운동은 필수적이지만 이 때 염력을 동시에 활용하면 금상첨화이다. 보통 사람들은 운동 능률이 향상되기를 염하면 되지만 어떤 단체 등의 대표선수라면 자신의 '기록이 향상되기를 부탁합니다.' 하고 연습을 하거나 경기에 임하게 되면 스스로도 놀라울 초상현상을 경험하게 된다.

실제로 있었던 이야기이다. 축구선수 한 분이 무릎 부상을 당했다. 부상의 정도가 심해서 달리기는 커녕 걷는 것 조차 힘들어 했다. 그는 '건강 씰'을 다친 무릎에 붙이고 '원래의 건강으로 부탁합니다.' 하고 청했다. 그리고 아픈 곳의 힘을 빼고, 아픈 다리는 내 다리가 아니라는 생각으로 편안히 부드럽게 한 다음 정성을 다하여 '하나'에서부터 '열' 까지 숫자를 세는데 열중했다. 다음날 아침에 걸어 보고, 달려 보고, 앉고 서고 하였으나 감쪽같이 회복되어 있었다고 한다.

골프선수 한 분이 국제경기 도중 허리부상으로 다음날 출전이 불투명해 졌다. 허리통증으로 걸을 수도 없고 돌아누울 수 조차 없었다. 허리에 '건강 씰'을 붙이고, 염력을 받은 이 선수는 다음날 정상적으로 경기에 출전하였다. 결과는 스스로도 놀라울 정도였다. 평소의 기량을 훨씬 능가하는 기록으로 우승의 영광을 안았다고 한다. 그 외 국가대표로 태릉선수촌에서 연습 중이던 한 분도 '건강 씰'을 이용하여 원하던 바의 성적을 올렸던 사례도 있었다.

9) 등산을 할 때

등산은 평범한 운동 가운데 하나이지만 높은 산을 장시간 보행을 하게 될 때 예기치 않은 사고가 발생되기도 한다. 그래서 산행 전에 모두의 '안전하고 편안한 산행으로 무사 귀가를 요청합니다.' 하고 염한다.

수 년전 지리산 종주를 하는 팀이 있었다. 뱀사골 정상 근처에서 일행 가운데 한 명이 발목부상을 당했다. 제대로 서지도 못할 정도로 통증이 심하여 남은 산행을 계속할 수 없었다. '건강 씰'을 발목 좌우에 붙이고 "발목을 부탁합니다." 하고 청한 뒤 '하나, 둘~' 헤아리기 시작했다. '여섯, 일곱' 하고 세더니 갑자기 '어' 하면서 소리를 질렀다. 통증이 사라진 것이다. 마침내 무사히 하산하였는데, 모두들 장거리 등반으로 인해 다리 아픔을 이야기 하였지만, 발목 부상을 입었던 그 분이 아침에 출발할 때 보다, 다리 뿐 아니라 몸 전체가 더 가벼웠다고 하였다.

10) 농업 현장에서

초염력을 농작물 재배에 활용하면 병충해로 인한 피해도 훨씬 덜 할 뿐 아니라 풍년도 기약할 수 있다. 밭이나 논, 과수원, 원예용 하우스 등, 농업 현장 곳곳에 '생활 씰'을 붙이고 작물을 대할 때 마다 '병충해 예방과 풍년을 청합니다' 하고 염원한다. 양봉 농가에서는 벌통에 '생활 씰'을 붙이고 '꿀 생산 풍년이 되기를…' 하고 청한다.

실제로 있었던 사례를 소개드린다. 지리산 자락에서 양봉을 하고 있던 본 회 회원 한 분이 자신이 관리하는 벌통마다 '초염력 씰'을 하나씩 부착해 두었더니 그 해의 수확량이 타 농가보다 약 30% 정도 높았다고 한다. 특히 식물은 본능적 생명작용은 있어도 동물처럼 욕심이 없다. 욕심없는 마음의 생명작용은 곧 우주의 마음과 상통한다. 그래서 농작물에 초염력을 활용하면 그 효과는 크게 작용한다.

11) 어업 현장에서

위험 발생이 많은 현장에서의 초염력의 활용과 효용은 크게 작용된다. 풍어의 기원 뿐 아니라 항해 중의 안전이 필수적인 선박에서는 '생활 씰'을 마음이 가는 곳에 붙이고 '순조로운 조업'이나, '풍어를 기원' 하거나 '안전한 항해를 청합니다.' 하고 염원한다.

'생활 씰'을 곳곳에 붙인 선박 내에서는 장기간 항해에 시달리는 선원들이 의외로 심리적 안정을 지니게 되고 항해 중 안전기원 효과가 크다.

희귀 열대어 양식 사업을 하시는 어느 분이 부화용 수족관에 '염력 씰'을 붙이고 매일처럼 염원을 하였다. 어느날 한국에서는 부화된 적이 없는 열대어들이 산란하고 게다가 병없이 잘 자라서 큰 이익을 본 것이 화제가 된 사례도 있다.

12) 사업을 하시는 분들은

사무실이나 사업현장의 마음가는 곳에 '염력 씰'을 붙여 놓는다. 그리고 사업계획서, 영업계획서 등에도 '염력 씰'을 붙여 놓고 '염력테이프'를 헤드폰이나 이어폰을 사용해서 들려준다.

작은 점포라도 운영하는 사업자의 경우에는 자금사정으로 곤욕을 치룰 때가 한 두번이 아니다. 자금사정으로 치루는 곤욕은 그야말로 피를 말리는 상황이다. 이럴 때 '초염력 테이프 혹은 초염력 CD'와 '생활 씰'을 활용하여 큰 고비에서 벗어난 사례도 있다.
('제4장 체험사례' 참조)

13) 하루의 일과를 마치고 나서

지구상에는 헤아릴 수 없는 수많은 생명체들이 나름대로 존재의 이유를 지니고 살아가고 있다. 우리 인간도 마찬가지이다. 수많은 직업군 속에서 나름의 보람으로 하루 일을 마치고 나서 잠자리에 드는 시간은 오늘 하루 나 자신의 존재에 대한 확인을 마치는 시간이다. 이 시간이야말로 썩 소중한 순간이 아닐 수 없다.

잠자리에 누워서 잠에 들기 전에 눈을 감고 초염력 CD를 들으며 편안한 마음(생각)으로 몸 전체의 힘을 빼고 자세를 부드럽게 한 후 마음으로 '오늘 하루 감사합니다.' 한 후, '하나, 둘, 셋…' 천천히 초 단위 간격으로 편안히 숫자를 세는데만 생각한다. 점점 마음으로 몸 전체에 힘을 뺀다. 편안한 숙면이 되기를 바라면서…. 이렇게 하면 자신도 모르게 편안한 숙면을 취하게 된다.

  오늘 하루의 피로는 깊은 숙면을 통해 당일 완전히 해소하는 것이 건강의 비결이다.

  특히 불면증으로 고생하시는 분들 가운데 '초염력 테이프' 혹은 '초염력 CD'를 들으면서 잠자리에 들었더니 숙면을 취하게 되고 계속 그런 방법을 사용하였더니 불면증이 사라졌다는 사례가 있다.

  그리고 초염력 책이나 관련 인쇄물을 머리맡에 두고 잠을 청하니 깊은 잠을 잘 수있었다는 사례도 있다.

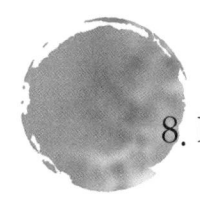
8. ESP - 초염력(超念力)의 초상현상(超常現象)

1.

이 세상에는 우리들의 감각으로 인식되어지는 것과 인식되지 않는 두 개의 큰 힘이 공존하고 있다. 대부분 인간은 감각에 주로 의존하여 살아가고 있다. 그러다 보니 대체로 인식되는 것에는 쉽게 인정하지만 인식되지 않는 부분은 잘 인정하려 들지 않는다. 하지만 우리들은 잊고 있는 것이 한가지 있다. 그것은 보이지 않는 부분이 우리들에게 주는 영향이 더 크다는 것이다. 간단한 예로 눈에 보이는 밥은 한 끼를 굶어도 살 수 있지만 눈에 보이지 않는 공기(산소)는 단 몇 분만 없어도 죽는다. 이처럼 우리의 삶의 주변에 널려있는 보이지 않는 많은 부분에 대한 좀 더 현명한 판단이 필요하다. ESP-초염력을 이해하는 선결과제가 바로 이와 같은 인식의 출발이다.

ESP - 초염력으로 건강이 호전된 사례를 소개한다.

1994년 7월 초, 필자는 미국 뉴욕에 살고 있는 교민 몇몇 분들의 초청을 받아 ESP - 초염력을 소개하고자 방문한 적이 있었다. 필자를

초염력의 세계 61

초청한 분들은 모두 한국에 있는 친지나 가족들로부터 ESP - 초염력의 체험 사실을 전해듣고 자신들의 건강에 도움을 받고자 초청했다고 한다. 그곳에서 8일간 체류하면서 여러 사람들을 지도해 주었다.

윤○○씨(당시, 56세, 남)는 1986년에 교통사고를 당하여 허리의 등뼈가 부러지는 부상을 당하여 그 후로는 항상 교통사고의 후유증에 시달려야만 했던 경우였다. 늘 쑤시고 욱신거리는 통증으로 괴로워 하였는데, 필자로부터 5분 간에 걸친 염력지도를 받고서 다소 호전되었다가 이후 여러 차례 염력을 추가로 받은 뒤 통증이 사라지면서 아픈 증세가 호전된 케이스였다. 필자로부터 염력지도를 받은 윤씨는 지난 8년 간 자신을 괴롭혀 왔던 고통들이 이렇게 한순간에 좋아질 수도 있다는 것이 도무지 믿어지지 않는다고 했다.

또 한 분 미국인 마이클(당시 48세, 남)씨는 고혈압과 무릎을 비롯한 전신관절염으로 염력을 지도받게 되었다. 이 분 역시 2~3분간 염력지도를 받은 후, 땀을 비 오듯 흘리고 난 뒤 전신의 통증이 사라지고 몸이 지극히 가벼워졌다고 했다. 그리고 덧붙이기를 자기는 기공시술을 받을 때 한차례 시술 시 300불을 주고 받았지만 이렇게 큰 효과는 체험하지 못했다고 한다.

다음날 이른 아침 필자의 숙소를 방문한 윤씨와 마이클씨는 단 하룻밤 사이에 놀라울 정도로 좋아진 자신의 건강이 믿기지 않는다며 ESP - 초염력의 힘에 놀라움을 표현하면서 필자를 끌어 안으면서 기쁨을 참지 못했다. ESP - 초염력의 힘은 일회성, 단발성으로 끝나는 것이 아니라 한번의 교류로 지속적으로 활용되는 경우도 있다. 그리고 임시 방편적인 것이 아니라 질병을 원인부터 호전시켜 우리 인체를 건강한 상태로 되돌리는 것이다.

당시 8일 간의 미국 체류기간 동안 지속적으로 호전되어 가는 그들의 모습에서 ESP - 초염력은 장소를 불문하고, 인종을 초월하여 마음으로 청할 때 그 어느 누구라도 도움 받을 수 있음을 다시 확인 할 수있었다.

2.

인간은 생존에 대해 집착하지 않으면 안된다. 동시에 행복한 삶을 누릴 수있는 권리도 함께 가져야 한다.

ESP - 초염력은 초상현상이기 때문에 이론으로 설명하거나 증명할 수는 없다. 하지만 결과를 즉석에서 간단히 나타낼 수는 있다. 초염력과 관련하여 일부 텔레파시나 초능력 등으로 표현하면서 책으로 저술하기도 하지만 그것은 다만 설명을 붙인 것에 지나지 않는다고 생각한다. 필자는 ESP - 초염력과 관련하여 비록 이론적으로 설명은 할 수없을지라도 인간의 능력 밖의 현실적 호전상황이 나타나는 것 자체에 무게를 두고 연구하고 있다.

암세포가 일시에 사라지고, 오랫동안 간장병이니 심장병으로 투병하던 분들이 병을 떨치고 일어나는 현실을 보고 있으면, 허리통증이나 다리통증 따위는 병도 아니라는 생각이 들기도 한다.

결론적으로 ESP - 초염력은 질병 뿐만 아니라 인간행복을 위한 것이라면 어떠한 어려움도 해결할 수 있다고 굳게 믿고 있다.

ESP - 초염력의 최대 테마는,

『과학이 원터치라면, 행복도 원터치이다』라는 것이다.

1994년 6월의 일이었다. 당시 부산 초읍동 어린이대공원 약수터에서 아침 산책을 나온 부산시민들을 대상으로 약 5개월 가량 매일 아침 염력지도 봉사를 하고있던 시기였다.

그곳에서 김경연(당시 81세, 부산 초읍동 거주) 할머니는 50년 전 이층 다락에서 떨어져 허리를 다친 이후 그날까지 허리를 제대로 굽힐 수도 없을 뿐 아니라 심한 통증이 수반되어 자리에 앉고 서는 일이 남들처럼 정상적으로 되지 않았다고 한다. 병원을 수 년간 다녔으나 아무런 진전이 없어 포기한 채, 생의 마지막까지 가지고 가는 병으로 생각했다고 한다.

어느날 아침에 약수터에서 많은 사람들이 모여서 무언가를 열심히 하는 것을 보고 호기심에 물어보니, 누군가가 '병을 고친다'는 소리에 김할머니는 대뜸 사람들의 제일 뒤편에 서서 필자가 이야기 하는 대로 열심히 따라했다고 한다. 사람들과 같이 필자가 보내는 초염력을 약 30초 간 받고 나서 몸을 움직이는 순간, 50여 년간의 그토록 지겹게 따라 다니던 통증이 사라지고, 앉고 서고 굽히고 하는 동작이 자유자재로 되는 것이었다. 너무도 놀란 할머니는 그 길로 댁으로 돌아가 방문을 걸어 잠근 채 다시 한번 앉고 서고 굽히고 했다고 한다.

결과는 물론 좋아진 상태였다. 신기한 마음에 할머니는 그 다음날도 참석하여 이번에는 자신의 당뇨병에 대한 염력을 지도받았다. 3일 간 지도를 받고난 뒤 병원에 가서 검진을 해보니 30여 년 동안 고생해 오던 당뇨병도 정상으로 돌아왔다고 했다.

1996년 어느날, 강연회장에서 다시 만난 할머니는 그때까지 정상적인 상태를 유지하고 있었다. 매회 강연회에 참석하여 자신의 체험을 자랑스레 이야기하는 김경연 할머니의 모습에서, 『과학이 원터치이면, 행복도 원터치』라는 사실을 확인할 수 있다. 그러므로 ESP는 인간의 건강문제 뿐만 아니라 인간행복을 위한 것이라면 어떤 것이든 가능케 한다고 자신 있게 말할 수 있는 것이다.

3.

사람들은 누구나 풍요로운 삶을 누리기 위해 부지런히 연구하고 노력하지만 좀처럼 뜻대로 되지 않는다. 이유는 극단적인 표현이지만 '인간의 지혜는 갈등' 이기 때문이라는 것이다.

예를 들면 인간은 인간에 의해 훈련된 능력에 불가능한 요소가 많다고 말한다. 그것은 인간적 교양에 한계가 있기 때문이다. 그래서 그 한계를 초월하여 두뇌를 활동시키면 인간의 마음은 물리적으로 응고된 상태가 되며, 또한 지나친 간섭이나 과잉교육은 오히려 창조력을 말살하여, 스스로의 자율적 행동보다는 자신의 주장 만을 끝까지 관철하려고 하는 무례한 행동으로 변해질 수 있다.

그래서 참마음〔眞心〕이 없는 행동은 눈 앞의 결과에 급급하여 결국은 고통만 양성하게 되고, 인생 항로도 불투명하게 흘러가게 된다. 만약 당신이 과거에 매달려 있거나, 혹은 불투명한 미래를 걱정하는 데 시간을 소모하고 있다면, 그것은 잘못된 삶을 살고 있는 것이다.

왜냐하면 중요한 것은 '지금 바로 이 순간' 이라는 진리를 모르고 살고 있기 때문이다.

인간사회에서는 마음의 불안이 계속되지만, ESP - 초염력의 세계에서는 이러한 불안이 없으며 항상 밝고 희망찬 삶을 살 수 있다. 불가능한 것이 가능한 일로 변화되는 것은 기적도 우연도 아니다.

　다만 『되게 되어 있는대로 될 수밖에 없다. 또한 되게 되어 있는대로 된다.』는 것이다. 이것이 바로 초염력에서 강조하는 '지금 바로 이 순간'이라는 진리인 것이다.

　ESP - 초염력은 이러한 사실을 기초로 하여 매월 강연회나 지도회에서 사실 그대로를 보여주고, 지도하며, 그 자리에서 체험시키고 있다.

　1993년 6월의 일이다. 본 원의 강의실에서 초염력을 지도하고 있는데, 박필선 할머니(여, 당시 74세, 부산 동구 수정동 거주)가 세 사람의 부축을 받으며 들어왔다. 지난 10년 넘게 무릎 관절염으로 인해 여러 병원을 다니며 여러가지 치료를 겸용하여 보았으나 점점 악화되어, 급기야는 거동도 하지 못하는 슬픈 상태까지로 이르렀다 한다. 아무리 일어서 보려해도 혼자서는 움직일 수가 없어, 초염력 지도를 받기 위해 가족의 부축을 받아 겨우 올 수 있었다 한다.
　박 할머니를 위해 약 3분 간 환부라고 생각되는 곳에 집중적으로 정성껏 염력을 보냈다. 그런 후 할머니에게 혼자 일어서서 앉았다 일어서기를 반복해 보라고 하였다. 할머니는 잠시동안 그렇게 해 보려고 하시더니 이내 "안된다"는 것이었다. 그 순간 필자는 할머니에게 "자신의 마음을 버리고 무심의 상태에서 다시 해 보라"고 말한 후 마음으로 염력을 보냈다. 그 순간이었다. 박 할머니는 벌떡 일어나 앉고 서기를 여느 보통 사람과 다름없이 하고 있지 않은가!
　장내는 흥분의 도가니였고, 실려오다시피 한 할머니는 자기 발로 걸어서 강연장 밖을 나갔다.

한 순간 깜쪽같이 좋아진 할머니는 건강이 회복되자 그동안 10년 넘게 참아 온 여행을 다시 다니신다고 한다. 1993년 말에는 대전 엑스포를 관람하였는데, 함께 갔던 분들의 제일 앞에서 뛰는 할머니를 보고 동네 분들이 넋을 놓았다고 하니, 그간 할머니의 상태가 어떠하였는가는 가히 짐작이 가고도 남음이 있다. 그뿐 아니라 박할머니는 74세에 ESP를 접하여 관절염이 한순간 좋아진 이후로 손자들의 축농증과 무좀을 자신이 배운 ESP - 초염력으로 완전히 회복시켜 주었다고 하니 다시 한번 ESP의 위력을 실감할 수 있었다.

『생각한 것이 그대로 실현되는 ESP!』

자신의 생각에서 벗어나 망설임 없이 행할 때 대우주의 에너지는 항상 자신과 함께 하는 것이다.

4.

ESP - 초염력의 차원은 형태가 없는 세계다. 더우기 그 본질의 에너지는 인간이 상상조차 힐 수 없으며, 상식을 벗어나 나타나기 때문에 첨단과학이라도 도저히 미치지 못하는 현상을 체험을 통한 결과로 나타내 보이고 있다. 사람들은 초염력을 우주에너지라든가 혹은 텔레파시 같은 학술적 용어에 흥미를 느끼거나, 숟가락 구부리기나 투시력 등에 매료되지만 사실 이러한 것은 초염력 세계의 극히 미미한 부분에 지나지 않는다. 더욱이 이러한 것들은 인간의 생명력 회복이나 행복한 생활의 창조에는 그다지 도움을 주지 못한다.
그렇다면 ESP 초상현상(超常現象)의 원점은 무엇일까?

우주에는 천지창조, 삼라만상을 모두 관장하는 마음(Power)이 존재하고 있다. 역사가 시작된 이래 나타나지 않았던 우주의 마음이 ESP - 초염력이라는 방법으로 인간의 마음을 새로이 변화시키고 있다. 그 현상은 의학으로는 불가능했던 난치병이 호전되는가 하면, 질병의 회복 뿐만 아니라 개인의 일에서도 놀랄만한 사실들이 일어나고 있다.

일반사회에서는 이를 이해하기 힘든 일이지만 실제로 일어난 사실이며 언제든 누구든 실행할 수 있는 일이다. 어떻게 하면 가능할까? ESP - 초염력은 종교와 같은 신앙을 필요로 하는 것도 아니며 연구, 수행, 훈련, 노력도 필요 없다. 생각하면 생각한 대로 된다. 다만 행복을 방해하는 유형(有形)·무형(無形)의 것들을 털어내어 없애버리는 것이다. 즉 순수한 마음의 세계에게 실행하면 되는 것이다. 그렇게 되면 갑자기 집안이 밝아지고 마음도 밝아지며 걱정되는 일도 걱정하지 않게 되는 것을 바로 느낄 것이다.

ESP는 인간이 필요로 하는 것 가운데 불가능하다고 생각되는 부분까지도 가능하게 한다. 인류는 오랜 세월동안 사회적이든 개인적이든 필요로 하는 것을 현실화하기 위해 부단히 노력해 왔다. 이러한 가운데 전 인류가 바라는 최종 목적인 인간의 행복이 ESP - 초염력을 통해서 더욱 가까이 다가설 수 있다는 것을 필자는 확신한다.

비교적 단순한 사례이지만 실례(實例)를 한가지 소개한다.

의류점을 경영하던 어떤 분의 이야기이다.

은행마감 시간이 1시간이 채 남지 않은 상황에서 돌아온 수표를 결제 하기에는 아직 240만원 정도가 부족한 상태였다. 가까운 사람들에게 연락을 해서 융통해보려고 했으나 그것도 여의치 않았다. 집으로 돌아와 이리저리 연락을 취해 보았으나 해결의 실마리가 풀리지 않았다. 그 순간 ESP염력 지도를 받으면 해결할 수도 있다는 강연내용이 문득 떠올라 필자에게 전화로 송념 파워(送念Power)를 받고 싶다고 연락을 해서 그렇게 해 주었다. 그 후 그는 'ESP염력 지도를 전화로 받았기 때문에 '괜찮다, 어떻게든 되겠지' 하고 생각한 후 가게로 연락하였다. 혹시 그동안 입금된 내용이 있느냐고 물어 보았더니 값비싼 코트 등이 팔려 제법 몫돈이 있다는 것이었다. 그래서 그 분은 은행 결재 마감 5분 전에 무사히 은행에 입금할 수 있었다고 한다.

위와같은 일은 ESP - 초염력을 지도하고 소개를 하는 과정에 무수히 일어나는 일들 가운데 한가지에 불과하다. 하지만 어떻게 이런 일이 일어날 수 있는가 하고 질문을 받아도 납득시킬 방법은 없다. ESP - 초염력을 통한 초상현상(超常現象)의 하나일 뿐이라고 이해시키는 방법 밖에는….

이론이 반듯하고 도리(道理)가 통해도 사실이 멀다면 단순한 공론으로 밖에 될 수 없다. 아무튼 ESP - 초염력의 초상현상(超常現象)은 이론적으로 일일이 설명할 수는 없지만 누구에게나 어디서든지 일어날 수있는 현실이라고 표현할 수밖에 없다.

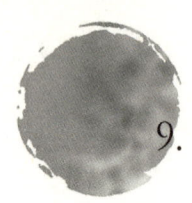# 9. 신문, 방송 및 공개 강연시 질의 응답편

『이럴 수가…. 10년 넘게 고생해오던 허리 통증이 말끔히 가셨어요. 전혀 아프지 않아요. 온 몸에서 열이 솟아오르고 몸 전체가 부~웅 뜨는 것 같아요. 몸에서 '금분·은분'이 나왔습니다.』

ESP - 초염력(超念力) 강연회가 있는 곳이면 으레히 터져 나오는 참석자들과 체험자들의 탄성입니다. 현대 과학으로는 도저히 설명되지 않는 불가사의한 힘, 이른바 ESP - 초염력의 '초상현상(超常現象)'은 많은 사람들에게 도움을 주고 있습니다.

이미 그동안 지구촌의 여러 전문학자들은 오래 전부터 ESP - 초염력의 초상현상(超常現象)에 대하여 다각적인 측면으로 연구해 왔고, 미래의 주요 연구분야로 주목하고 있는 실정입니다. 이러한 초염력이 펼쳐보이는 신비와 그 세계에 관심을 가지고 강연장을 찾은 사람도 수없이 많이 있습니다. 도무지 믿어지지 않는 현상인데, 이 같은 신비의 초염력 세계를 오래 전부터 연구 보급하고 있는 待天 정순근 원장(한국초염력연구원 원장)으로부터 알아보도록 하겠습니다.

문) ESP - 초염력에 대해서 구체적인 설명을 부탁드립니다.

답) ESP는 Extra Sensory Perception의 약자로서 한마디로 말하면 지식, 상식, 의학, 과학을 초월하여 나타난다는 의미로 '초상현상(超常現象)'을 뜻합니다. 지구상에 있는 모든 생명의 본질적 에너지를 통하여 건강 뿐 아니라 사업번창, 자녀, 가정문제 등 생활 전반에 걸쳐서 불행을 행복으로 전환시켜 주는, 바로 우주의 힘입니다.

우리가 일반적으로 알고 있는 지식, 상식, 의학, 과학을 초월한 힘. 우리들의 일상생활에서 늘 마주하게 되는 '불행'을 '행복'으로 전환함에 있어서 '불가능하다라고 생각되는 일까지도, 가능케 해주는 힘!' 입니다.

문) 그럼 일반적으로 이야기하고 있는 초능력이나 기(氣)와는 어떻게 다릅니까?

답) 초능력이라 함은 보통의 사람이 할 수없는 힘을 발휘하는 경우를 일컬어 말한 것이며, 기(氣)는 정신통일이라는 개념을 응집시켜 발산하는 것이라 볼 수 있습니다. 이 모두가 오랫동안의 수련이 필요합니다. 하지만 ESP - 초염력은 누구나 즉석에서 할 수있는 지극히 쉬운 일입니다. 다만 이 힘을 받아 들이고, 활용하는데에는 '참된 마음'이 필요하며, 결과를 미리 속난하거나, 의심 또는 부정을 해서는 안됩니다. 또한 좋지 못한 목적으로 사용하고자 할 때 초염력은 받을 수도 없고, 행할 수도 없습니다.

문) 정원장님이 초염력에 관심을 갖게된 동기는?

답) 저는 소년 시절부터 앓아 온 위장 질환과 허리 디스크로 고생하였습니다. 그 후 성장하면서 증세가 악화되어 결국은 한창 나이에 다니던 대학교를 중도에서 포기하였고, 더욱이 지속되는 투병 생활 중에 교통사고까지 당하게 되었습니다. 인생의 가장 중요한 시기에 병마와 싸우며, 척추(허리) 수술 후 약 2년 간 계속 입원치료 하였으나 현대의학으로 회복은 실패하고 결국 장애인이 되고 말았습니다.

(이후 부산국군통합병원에 장애자 신청을 하여 군 관계, 예비군 면제, 민방위훈련 등을 면제 받음)

이러한 동기로 창년시기부터 관심을 가져왔습니다. 민간요법, 자연건강요법, 식이요법, 운동요법, 물리요법, 경락 · 경혈요법, 정신과 마음을 통한 건강법, ESP - 초염력 등을 연구하고 실천하면서 '초상현상(超常現象)'으로 병마에서 벗어나게 되었고 지금은 건강하게 정상인으로 ESP - 초염력을 지도 보급하고 있습니다.

그 이후 저는 제 3의 생명을 찾은 기쁨을, 절망 속에서 고통받고 있는 사람들에게 한줄기 등불로 승화시켜야겠다고 결심하게 되었습니다.

문) 초염력으로 지금까지 얻은 성과에 대해서?
답) 그동안 한국의 여러 곳을 다니며 정기 순회강연 및 관공서, 기업체, 종교계, 사회 단체 등의 초청특강과 국내외 여러 방송사(KBS, MBC, CBS, PBC, 미국 뉴욕 라디오서울 등)에 방송 출연과 더불어 미주판 New York, The Korea Times 기사 보도 및 국내 신문, 잡지사에서 취재하여 보도된 것을 비롯해서 미국, 일본, 중국, 홍콩 등에 순회 방문하여 ESP - 초염력을 전하던 중, 그 자리에서 본인도 믿어지지 않은 참석자들의 '즉석 체험' 사실에 많은 청중들의 감사의 인사를 수없이 받은 바 있습니다.

  초염력을 생활화 하는 팬들 뿐 아니라, 회원들 스스로가 ESP - 초염력을 생활 전반에 응용하고, 활용한 후 많은 체험 사례에 대한 감사의 표현을 본 연구원으로 전해온 바 있습니다.

  대략 나열해 보면 다음과 같은데 이들 감사 편지의 내용들은 대부분 건강회복에 관한 것들이 많고 사업호전, 학습능률 향상, 가정화목, 의외의 행운 등이 있습니다.

- 31세에 다친 허리를 50년 만에 나으신 81세 된 할머니
- 노인성 질환 호전
- 간경화가 호전된 사업가,
- 폐암이 호전된 직장인,
- 협심증이 나은 선원,
- 전신 류마티스 관절염이 호전된 자영업자,
- 전신 결핵성 임파가 호전된 가정주부,
- 장학생으로 입학한 수험생,
- 농사가 대풍을 이룬 농부

등 수많은 사례들이 있습니다. 〈제4장 체험사례 참조〉

  그동안 초염력은 건강 뿐만이 아니라 사업, 자녀교육, 가정화목 등 실생활의 전반적인 문제점들까지도 호전시켜왔습니다.

문) 그러면 ESP - 초염력은 병을 고치는 대체의학의 일종이라는 말씀입니까?

답) 초염력의 세계는 '한마디로 그렇다' 라고 말씀드릴 수 있는 것이 아닙니다. 특히 그 응용은 너무도 다양하고 나타나는 현상 조차 천차만별입니다.

  물론 초염력을 대체의학적 차원으로 응용할 수는 있습니다만 중요한 것은 '초염력이 병을 고친다' 라는 표현은 맞지 않습니다. 다만 '건강을 복원한다' 는 것입니다. 이 말은 누구나 참된 마음으로 돌아가면 본래의 완전한 건강상태로 회복할 수있다는 것입니다. 그 원리는 자연이 스스로 그 복원력을 지니고 있듯이, 자연의 일부인 인간도 본래의 마음 자리로 돌아가면 육체의 건강도 원래 자리로 되돌아 갈 수있다는 것입니다. 그러기 때문에 초염력의 대체의학적 효과는 일반적인 치료처럼 서서히가 아닌 즉시 복원되는 것입니다. 더욱이 시간과 공간을 초월하는 것과 누구든 받아서 대신 전할 수있다는 것이 큰 특징입니다.

  이해하기 쉽게 설명드리자면, 누구든 병이 나면 환자가 직접 병원에 가서 진찰을 받고 치료를 받아야 하지만 초염력에서는 자신은 물론 가족이나 이웃, 친지 일지라도 누구든지 아름다운 마음가짐으로 바램을 대신해서 청하면, 그에 준하는 아름다운 결실의 선물이 있다는 것입니다.

문) 초염력과 같은 대체의학을 언제부터 체험하고 전하게 되었는지?
답) 고등학교 2학년 때 친구 어머니의 위장병을 해결한 바 있습니다.
  어느날 친구의 집을 방문하였는데 친구는 없고 어머님 만 계셨습니다. 인사를 드리고 얼굴을 바라보는 순간 수심이 가득 차 있는 것이었습니다. 그래서 '어머님 어디 몸이 불편하세요?' 하고 여쭈니 위장병으로 오래 전부터 고생하고 있다는 것이었습니다. 그래서 저는 친구 어머님에게 편안한 자세를 취하시라고 하고는 위장에 마음을 전하였습니다. 그 순간 어머님은 갑자기 몸이 더워진다고 하시면서 뱃 속이 편안해 진다고 하였습니다.

그때까지 여러 달 동안 좋다는 약과 처방을 다해보았지만 이렇게 편안한 적은 없었다는 것이었습니다. 그 후로는 더이상 위장질환을 앓지 않으셨던 것입니다.

아마 그 당시부터 염력에 대한 관심이 있었던 것이 오늘날 초염력 연구까지 이어져 온 것이라 생각합니다.

문) ESP - 초염력은 종교와는 어떤 연관성이 있습니까?
답) 이 힘은 종교와는 전혀 무관합니다. 저는 의사나 심령학자도, 더욱이 종교가도 아닙니다. 단지 제가 몸소 체험한 것을, 불행과 고통 중에 있는 사람들에게 ESP - 초염력을 전하여 행복을 모두 함께 나누고, 많은 사람들이 이 힘을 통하여 보다 행복한 삶을 영위하시기를 바라는 안내자일 뿐입니다.

한 방울의 물이 강을 이루고 마침내 바다가 되듯이, 한 사람 한 사람의 건강과 행복으로 지구촌을 건강하고 행복하게 하여, 그 안에 평화가 깃들게 될 것입니다.

제2장

ESP- 초염력(超念力)을 통한
체모(體貌) 관찰법

척추 자가 건강진단법

건강진단법 중에서 사람의 체형(體形)을 육안으로 진단하는 방법으로, 필자의 오랜 경험에 의한 방법 중 자신 스스로 진단하는 방법을 소개한다.

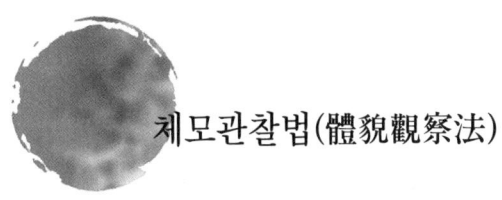 체모관찰법(體貌觀察法)

1. 척추 자가 건강진단법

척추는 경추, 흉추, 요추, 골반 등으로 나뉘어져 있다. 이들을 각 부분별로 자가진단 하는 법을 살펴 본다.

1) 경추(목) 자가 진단법

① 편안한 자세로 서서 발을 어깨 넓이로 벌리고, 목운동을 할 때 처럼 목을 좌우, 앞뒤 천천히 큰 동작으로 움직인다. 그 다음 목을 시계 방향과 반대로 천천히 각도를 크게 돌려 준다.
 이러한 동작 중 불편히거나 통증이 있을 때 경추에 이상이 있음을 알 수 있다.

② 자신의 손바닥을 목 뒷부분에 대고 체온을 감지한다. 이때 찬기운을 느끼는 사람은 편두통이나 시력 감퇴, 피로 그리고 뇌세포의 혈액 순환에 장애가 있음을 알려주는 위험 신호이다.

2) 흉추(등) 자가 진단법

서서 있을 때 등이 굽었거나, 엎드려 있을 때 등이 산마루처럼 휘어져 있으면 흉추에 영향을 받고 있다.
엎드려 있을 때, 등이 평면 상태처럼 되어야 정상이다.

3) 요추(허리) 자가 진단법

바로 누운 상태에서 다리를 펴고 누웠을 때 양 무릎 뒤 오금부분이 땅에 닿아야 정상이다.
그리고 누운 상태와 엎드린 상태에서 발을 하늘로 올리는 동작을(좌, 우 양쪽같이) 번갈아 실시해 본다. 하늘을 향하여 누운 상태에서는 최소한 수직상태(90°), 땅을 보고 엎드린 상태에서는 최소한 45° 정도 들어 올려져야 정상상태이다.

4) 골반(엉덩이) 자가 진단법

바로 누운 상태에서 골반을 상하 좌우 교대로 움직인다.
이 때 천천히 최대한 큰 동작을 한다. 이 때 통증이 없고 느낌이 부드러워야 정상이다.

5) 척추 전체 자가 진단법

편안한 자세로 서서 다리를 어깨넓이로 벌리고 천천히 쪼그려 앉는다. 이 때 엉덩이와 발목 부분이 닿아야 정상이고, 등이 수직 상태가 되어야 한다.

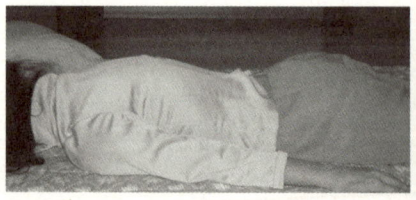

누웠을 때 등이 휜 상태(비정상)

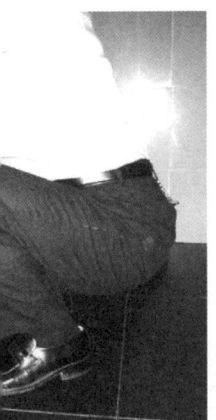
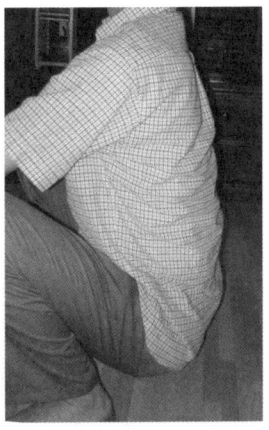

앉았을 때 허리가 완전히 펴지지 않은 상태(비정상)　　앉았을 때 허리가 완전히 세워진 상태(정상)

2. 다리체력 자가 진단법

5)번 처럼 쪼그리고 앉은 상태에서 한쪽 다리를 들고 쉽게 일어나게 되면 건강한 상태이다.

3. 복부 자가 진단법

오장육부가 정상이어야 건강한 사람이라는 말을 들을 수 있다. 속이 편안해야 몸도 건강하고 사업도 번창하게 되는 것이다.

먼저 편안한 자세로 누워서 양무릎을 높게 세운 다음, 편안한 호흡을 하면서, 낼숨에 배에 힘을 뺀 후 자신의 오른 손으로 배꼽 주변 상·하·좌·우를 시계 방향으로 천천히 강하게 압력을 주어 눌러 본다. 이 때 아픈 곳이 없거나 부드러워야 정상이다.

만약 특정 부위가 뭉쳐 있거나, 차가운 느낌이 있거나 하면 그 부위가 좋지 못한 불균형 건강상태인 것이다.

이를 회복하는 방법은,

먼저 불편한 부위에 초염력 '건강씰'을 붙이고 그 부위가 부드러워지기를 마음으로 정하고, 스스로 힘을 빼고 숫자를 세는데 정성을 다해 하나에서 열까지 헤아린다.

정식법(正食法)

토사(모래찜) 요법

인간의 식생활과 관련하여 오랫동안 많은 학자들의 활발한 연구가 있어 왔으며, 사람들은 그 연구의 성과를 통해 식생활의 변화를 체험하고 건강생활에도 큰 도움을 받은 바가 많다. 하지만 일부 학자들 간에는 아직도 식습관과 관련하여 서로의 학설이 옳다고 주장하고 있어 사람들에게 많은 혼란을 주고 있는 것도 사실이다.

전문가들 조차 이러한 논란에 휘말려 혼돈을 주고 있으니, 일반인의 입장은 결국 혼란스러운 정보 홍수 속에서 방황해야 하는 꼴이 되어 있다. 이러한 문제를 필자는 지난 40여 년을 연구 실천하고, 주위 많은 분들의 실천 경험을 토대로 정리한 결실을 나누고자 한다.

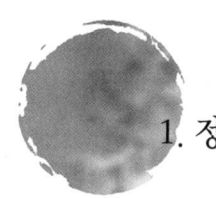

1. 정식법(正食法)

인간은 생명을 유지하기 위해서 음식물(영양)을 일생동안 섭취하고 배설한다.

태초로부터 오늘날에 이르는 동안, 원시사회에서부터 의식주 문화의 꾸준한 변천 과정이 있었는데 식생활 문화도 역시 많이 변해 왔고, 앞으로도 상상을 초월한 식품이 연구 개발, 상용화되면 더욱 큰 변화가 예상된다.

그동안 많은 학자들로부터 식생활에 관한 활발한 연구가 있어 왔고, 사람들은 그 연구를 통해 식생활의 변화를 체험하고 건강생활에도 큰 도움을 받은 바가 많다. 하지만 일부 학자들 간에는 아직도 서로의 학설이 옳다고 주장하고 있어 사람들에게 많은 혼란을 주고 있는 것도 사실이다.

예를 들자면,
식사 방법에 대한 견해는 전문가 별로 다양하다. 그 가운데 식사 횟수에 있어서,
첫째, 하루에 3식(아침 · 점심 · 저녁)이 좋다.

다음으로, 하루 2식(아침·점심) 하되 저녁은 안먹거나 적게 섭취하여야 한다.
그리고 하루 1식을 하되, 오후 5시 전후에 하는 것이 좋다는 등이다.

그리고 아침식사에 대한 견해를 보면,
거르지 말고 반드시 먹어야 건강에 좋다. 만약 먹지 않으면 건강에 해가 된다는 견해와, 반대로 어떤 학자는 조폐식이라 해서 아침은 안 먹고 점심과 저녁으로 1일 2식을 알맞게 취하는 것이 좋다고 주장하고 있다.

전문가들 조차 이러한 논란에 휘말려 혼돈을 주고 있으니, 일반인의 입장은 결국 혼란스러운 정보 홍수 속에서 방황해야 하는 꼴이 되어 있다. 필자는 건강 문제, 특히 일상생활 속에서 건강을 유지하는 방법을 지난 40여 년을 연구해 왔다. 그 가운데서도 식생활 습관과 관련하여 여러 방안들을 주위의 많은 분들에게 권장하며 실천해 온 경험을 토대로 이야기 하고자 한다.
질병이란 손님은 우연히 오는 것이 아니라 어떤 형태로든지 원인이 있다. 그 원인 가운데 가장 중요하게 차지하는 것 중 하나가 바로 식생활 습관이 잘못된 데에 있다. 그래서 바른 식생활 습관은 매우 중요하다. 초염력으로 건강을 회복했다 하더라도 그동안의 잘못된 식생활 습관을 개선하지 않아서 건강을 다시 잃게 된 경우를 필자는 많이 보아 왔다.
건강생활의 유지는 정식법(정저작법:正咀嚼法- 바르게 씹어서 먹는 법)이 우선이다. [※ (3)항의 정식법 참조]

옛부터 건강의 3대 요소로서 쾌식, 쾌변, 쾌면을 들면서 보약 중의 보약이 이 세가지 요소라고 말한다. 먼저 이 건강의 3대 요소를 하나 하나 살펴보는 가운데 정식법을 소개하고자 한다.

1) 쾌식(快食)- 좋은 먹거리 선택과 맛있게, 바르게 섭취하기

① 무엇을 섭취할 것인가.

보잘 것없는 미물도 자신이 섭취해야 할 것과 하지 않아야 할 것을 구분할 줄 안다. 하지만 많은 사람들은 단지 몸에 좋다는 이유 하나만으로 가리지 않고, 혐오식품까지도 마다하지 않는 실정이다.

음식의 섭취는 건강과 가장 밀접한 관계에 있다. 그러므로 바른 음식문화를 알고, 바르게 섭취하는 것이 매우 중요하다.

가. 체질에 맞는 식품을 섭취해야 한다.

먼저 자신의 체질에 맞는 식품을 선택해야 한다.
남들이 좋다고 해서 모두 나 자신에게 좋은 것은 아니다. 음식이 지니고 있는 고유한 성질과 자신의 체질에 맞아야 한다. 특히 평소 손발이 차고, 혈액 순환이 안되는 사람은 가급적 찬 성질의 식품은 피하고, 더운 성질을 지닌 식품을 섭취해야 한다. 반대로 열이 많은 사람은 찬 성질을 지닌 식품을 알맞게 섭취하고, 더운 성질의 식품을 멀리해야 한다.

사람마다 음양의 구분이 있으니, 먼저 자신의 체질이 음에 해당하는지 아니면 양에 해당하는지를 알아본다. 그 뒤 음성식품과 양성식품을 구분하여 체질에 맞는 음식을 섭취하는데 주의를 기울이면 된다.

사람마다의 체질분류는 음양체질에서 사상체질, 팔상체질 등으로 더욱 세분화하여 구분하고 있다. 더욱이 혈액형에 따른 체질음식 분류도 하고 있다.

특히 음식궁합이라 하여 식품 상호간의 상생과 상극이 있으므로 자 칫 이를 무시하면 오히려 큰 해가 될 수 있으므로 주의하여야 한다.

자신의 체질과 음식궁합 등을 알아보는 방법은 전문서적을 참조하 거나 전문의에 문의, 혹은 인터넷 웹싸이트를 통하여 알아보면 된다. (※ (4)항의 '염력식사법' 참조)

나. 계절식품을 섭취해야 한다.

제 철에 나는 계절식을 섭취해야 한다.

흔히들 요즈음 사람들은 철이 없다고 한다. 왜냐하면 철모르는 음식 을 섭취해서 그렇다는 것이다. 우스개 소리같지만 한번쯤 생각해 볼 만한 의미를 담고 있는 말이다. 모든 생명체는 자연의 섭리에 따라 성 장하거나 쉬는 기간을 가지게 된다. 그 가운데서도 식물은 이동할 수 없는 생명체이기 때문에 자연의 섭리에 가장 충실히 따른다. 계절에 맞추어 싹을 틔우고, 꽃을 피우고, 열매를 맺는 것이다. 자신의 생육조 건에 가장 알맞은 대기의 온도와 습도, 그리고 광선의 양 등이 잘 갖추 어져 있기 때문이다.

인체는 오랜세월을 통하여 계절에 맞추어 자란 생명체(특히 식물에 서)와의 중요한 상관관계 속에 길들여져 왔다. 그러므로 계절식품이 란 그것을 섭취하는 인간의 계절에 따른 신체 변화에 가장 알맞은 식 품이라는 말과 같다. 여름철에 생산되는 채소류는 더운 여름시기에 인체가 필요로 하는 성분과 효능으로 가득 차 있고, 겨울철에 생산되 는 채소류는 추운 계절에 인간에게 필요로 하는 성분과 효능으로 가득 차 있는 것이다. 다른 계절도 역시 마찬가지이다.

그래서 계절식은 자연식 건강요

주식의 종류	저작(씹는) 횟수
백미밥	80~100번
현미밥	120~150번
잡곡밥	120~150번

표3. 주식의 종류에 따른 바람직한 저작횟수

법에서 가장 중요시하는 부분이다. 자연의 섭리에 따라 제 철에 나는 먹을거리를 잘 섭취하는 것이 건강생활에 매우 중요하다.

다. 신토불이(身土不異) 식품을 섭취해야 한다.

고향(故鄕)이란 태어나 자란 곳이나 조상(祖上)들이 오랫동안 누리고 살던 곳을 말하고, 고향을 그리워 하는 것을 향수(鄕愁)라고 한다. 고향과 향수라는 단어를 곰곰히 새겨보면 모든 생명의 성장은 탄생해서 자라난 지역과 밀접한 관계를 지니고 있음을 이해할 수 있다. 우리가 흔히 생물을 표현할 때 열대성(熱帶性)이니 한대성(寒帶性)이라고 표현하는 것이 생장에 알맞은 조건의 지역성(地域性)을 말하는 것처럼….

모든 생명체의 가장 좋은 성장 환경은 그 생명체의 고향이다. 그곳에는 그 생명체에게 가장 알맞은 생장 조건이 잘 갖추어져 있기 때문이다. 그래서 신토불이(身土不異)라고 하는 것이다. 신토불이라는 말에는 생명의 우주성, 자연성을 표현하고 있다. 그 생명을 위한 가장 적절한 환경을 형성하고 있기 때문이다. 그래서 신토불이는 태어나 자라고 있는 지역의 먹을거리가 가장 좋다는 말로서 설명되는 것이다.

모든 생명체는 환경조건과 자양분(滋養分)에 따라 변화를 보인다. 인간 역시 환경 뿐 아니리 섭취하는 음식에 따라, 많은 부분에 있어 큰 차이를 보이고 있는 것이 사실이다. 초염력이 대자연과 우주의 마음과 일치할 때 체험할 수 있는 것인 만큼 신토불이의 식생활은 초염력 체험을 필요로 하는 사람들에게 있어서 필수적인 식생활이라 아니할 수 없다.

② 어떻게 섭취할 것인가.

밥이 보약이라는 말이 있다. 좋은 건강을 유지하는데는 하루 세끼 식사만 잘 챙겨서 들면 특별한 영양물질을 따로이 공급하지 않아도 된다는 말이다.

여기에서 잘 먹는다는 것은 바르게 먹어야 한다는 뜻이다. 그래서 무엇을 섭취하는가도 중요하지만, 어떤 방법으로 바르게 섭취[정식 正食] 하는가 또한 중요하다.

인간은 태어나는 순간부터 입으로 음식을 섭취하지만 섭취방법에 따라 천수(天壽)를 다하기도 하고 그렇지 못하면 질병에 걸리거나 단명(短命)하기도 한다. 혹자는 섭취방법이 건강과 무슨 관련이 있겠느냐고 반문하겠지만 인체의 장기(臟器) 구조와 기능을 알고나면 이해할 수 있을 것이다.

음식을 소화하는 과정을 살펴보자.

입은 음식을 잘게 부숴주는 역할을 하면서 소화액을 섞어주고, 위(胃)는 입이 못다한 부분을 마저 해주는 것과 동시에, 각종 소화액을 섞어 다음 과정인 장(臟)에서 소화 흡수를 원활히 할 수 있도록 도와주는 역할을 한다. 인체의 각 기관은 각자의 역할을 분명히 하면서도 서로간의 보완적 역할도 하고 있다. 그러다보니 어느 한 부분이 제 역할을 다하지 못할 때, 다른 연관 기관이 혹사를 당하게 되고 마침내 전체의 건강에도 나쁜 영향을 미치게 되는 것이다. 마치 거대한 생산공장의 분업화된 일처리와 같다.

그래서 입안에서 음식을 씹는 작용은 다음 과정인 위(胃)의 기능과 밀접한 관계를 지니고 있다. 입에서 잘 씹어서 위로 넘겨주면 위는 그만큼 부담이 덜어지기 때문에 본래의 제 기능에만 충실하면 되는 것이다. 그런데 인체의 장기 가운데 가장 혹사를 당하는 기관이 바로 위장이다. 입을 통해서 들어오는 모든 매운 것, 짠 것, 독한 것 등을 일일이 다 받아 들여서 소화 처리해야 하는 것은 물론, 입에서 제대로 처리하지 못한 부분까지 처리해야 하기 때문이다.

  음식물을 섭취할 때 1차적으로 입 안에서 음식물을 바르게 씹어서〔저작 咀嚼〕다음 단계인 위장으로 보내야 한다. 그러지 않으면 위장을 혹사시키게 되어 결국 위장기능의 약화를 불러오게 된다. 위장의 기능이 약화되면 인체는 마치 만 가지 병을 부르는 전주곡과 같은 현상이 나타난다.
  그러기 때문에 입 안에서 음식물을 바르게 씹어야 하는 것이다. 위장을 최대한 바르게 관리해야 만이 위장에서 소화흡수를 잘하여, 섭취한 영양을 에너지로 전환시켜준다.
  위장 관리를 올바르게 하는 중요한 첫걸음은 위장에 부담을 덜어주는 것이다. 위장의 부담을 덜어주는 정식법에 대하여 살펴본다.

③ 정식법(正食法, 정저작법 · 正咀嚼法)
  식사를 할 때 주식[밥]을 주(主)로 알고 중요시 해야 한다. 그리고 매 식사때 밥을 되도록 최대한 다작(多嚼, 오래 씹는 것)한다.
  그러나 갑자기 다작을 하기 힘들면 첫날은 첫 숟가락이라도 최대한 다작을 하고, 2일 째는 두 번째와 세 번째 숟가락의 밥까지, 3일 째 부터는 최소한 아래의 도표에 나타난 횟수만큼 실천하면 쉽게 생활화 할 수 있다.
  만약 환자의 입장이라면 무조건 밥이 약이라 생각하고 최대한 오랫동안 저작한다. (필자가 투병 중에 있을 당시에는 한 숟갈의 밥을 500~1,000번씩 저작하였다.)
  음식물을 먹지 못하는 사람도 타액[침]은 삼킬 수 있다. 입안의 음식을 오랫동안 저작하면 마침내 타액처럼 변한다.

병이 호전되고 완전히 회복된 후에는 1주일에 하루는 평소처럼(정식법을 하기 이전의 상태) 적당히 식사하는 것도 바람직하다. 이유는 소화기능을 담당하는 위장기능이 무력증에 들지않게 하기 위함이다.(일종의 위장 훈련기간)

대부분 사람들에게 밥을 오랫동안 씹으라고 하면 밥이 입에 들어가기가 바쁘게 목으로 넘어 간다고들 한다. 그래서 필자는 다음과 같은 방법을 창안해 보았다. 각자 편한 방법대로 실시해 보기를….

가. 입 안에 조그만 돌이 들어 있다고 생각하고 상·하의 치아가 닿지 않을 정도의 간격으로 치아에 힘을 빼고 부드럽게 저작한다.(치아가 닿지않게 하기 위함이다. 너무 꼭꼭 씹으면 상하 치아가 닳아서 치아신경이 손상을 입을 수 있다.)

나. 음식물을 오랫동안 저작하려고 해도 그간의 습성 때문에 몇 번 씹지 않았는데도 쉽게 음식물을 삼키게 된다고들 말한다. 이러한 분들은 만약 입안에 생선 가시가 있다고 생각하면서 밥을 씹으면 된다. 이렇게하면 혀의 뿌리 부분이 식도의 입구를 막아주어 목(식도)에 생선 뼈가 걸리는 고통을 받지 않으려고 음식물을 삼키지 않게 된다.

다. 음식물을 다작하려고 할 때 지루하다고들 한다. 이런 분들은 음식을 먹고 있다는 생각을 바꾸어서 마치 껌을 씹고 있다고 생각하고 저작하면 수 백회 이상을 다작할 수 있게 된다.

④ 염력식사법(念力食事法)
초염력을 활용하여 자신의 체질을 개선할 수 있을 뿐 아니라 섭취하는 음식물의 음·양 에너지를 변환시킬 수도 있는 것이다. 모든 음식

물에는 고유의 음·양 에너지가 있기 때문에 자신의 체질과 다른 에너지를 지닌 음식을 과다 섭취하면 건강에 불균형이 온다고 한다. 하지만 초염력으로 음식물이 지니고 있는 고유의 음·양 에너지를 자신에게 체질화 시킴으로서 이를 극복할 수 있다는 것이다.

음식을 섭취하기 전 이 음식물이 자신의 기운에 알맞게 되기를 청한 후 식사를 하는 것이 염력식사법이다.

⑤ 섭취량

식사를 할 때, 주식은 51% 이상, 부식은 49% 미만을 섭취하여야 한다. 주식은 말 그대로 주된 음식이다. 그래서 주식과 부식의 섭취량, 즉 주(主)와 부(副)가 반대로 되게 되면 건강상태도 바뀐다.

그리고 식사량은 7~8할 정도만 하여 배가 부르지 않을 정도로 먹어야 위장에 부담을 주지 않는다.

2) 쾌변(快便)

사람 뿐 아니라 모든 동물은 먹는 일[入]과 배설하는 일[出]의 밸런스가 매우 중요하다. 마치 집안의 하수구가 막히게 되면 오수나 오물이 배출되지 않아 악취로 숨쉬기 조차 곤란해지듯 일상에서 入과 出의 밸런스는 중요하다.

건강하다는 것은, 우리 몸을 구성하고 있는 세포 하나 하나가 모두 나름대로의 생명을 잘 유지하고 있다는 것이다. 생명현상이란 끊임없는 생명작용을 하면서 나름대로 부분적 탄생과 죽음을 반복하고 있는 것인데, 이 죽은 세포가 누적되면 마치 하수구가 막힌 것과 같은 현상이 나타나게 되는 것이다.

그러므로 인체 내 개개의 세포가 건강한 생명을 유지하려면 불필요한 세포의 배설이나 배출이 원할해야 하는 것이다.

　변비는 만병의 근원이 된다고 했다. 그리고 소변을 제때하지 못하면 요독으로 인해 사망에 이를 수도 있다고 한다. 이처럼 배설기능 상태만으로도 인체의 건강상태를 진단할 수 있을 뿐 아니라, 그 기능이 원할하지 못할 경우 인체에 치명적인 상황까지 전개된다.
　과학과 의학이 발달하기 전에 선인들의 지혜는 실로 놀랄만 하다. 옛날 궁중의 어의는 임금의 건강상태를 변의 상태만으로 매일 세 번의 건강 진단을 했다.
　(필자는 수시로 대소변을 관찰하면서 자가진단 하고 있다.)

　심한 변비 증상으로 고생하시는 분이 있다면, 초염력을 활용하면 된다.
　한 번은 초염력 강의 중 변비로 고생하는 사람이 있어 이렇게 말해주었다. 화장실에서 변을 볼 때 그 상황에서 관계되는 부위에 마음으로 힘을 빼고 편안하게 자세를 취한 다음 쾌변을 청한 후, 숫자를 세어 보라고 했다. 이 말을 들은 사람들 중 믿지 않는 사람들도 있었지만, 할머니 한 분이 이 방법을 변비로 고생하는 7살 손자에게 가르쳤다고 한다.

　어느날 손자는 화장실에서 '할머니, 할머니' 하고 큰 소리로 부르면서 할머니가 시키는 대로 하니깐 힘이 하나도 들지 않고 변을 보았다며 기뻐하였다고 한다. 참으로 감사한 일이다.
　서울 여의도에서 사업가 한 분이 초염력 지도를 받은 뒤 전립선이 호전되고, 기력도 증진되어 소변을 시원하게 볼 수있게되어 감사하다는 말을 전해오기도 햇다.

3) 쾌면(快眠)

오늘 하루의 피로는 숙면을 통해 그날로 완전히 해소해야 한다. 하지만 그날의 피로를 다음날로 이월하여 피로가 누적되면 신체 가운데 가장 약한 부분부터 증상으로 나타나기 시작하여, 결국 신체의 다른 부분으로 전이되어 질병으로 연결된다.

숙면이야말로 건강생활에 있어서 에너지를 재충전케 하는 중요한 요인이다. 불면증으로 고생하고 있는 사람들을 가끔 대할 때가 있다. 불면, 그 자체의 고통도 견디기 힘들지만, 그로 인한 신체의 이상 변화를 대부분 걱정하고 있었다. 불면증의 원인은 과로, 과민증, 신경성 근심과 걱정 등 대체적으로 심기가 불편할 때, 그리고 지난 과거와 앞으로의 미래에 대한 불안감 등이라고 한다. 일시적인 불면은 누구나 겪을 수 있기 때문에 문제가 되지 않지만 장기간에 걸친 불면증은 또 다른 병을 유발하는 요인이 되기 때문에 조기에 해결하지 않으면 안된다.

초염력으로 불면증을 해결할 수 있다.

① 불면증에 활용하는 초염력

잠자리에 누워서 참된 마음으로 오늘 하루에 감사한다. 그 다음 몸 전체를 의식[마음]을 통해서 힘을 뺀 후 편안히 하다. 그리고 마음 속으로 잠들기를 청한 후, 다시 천천히 머리에서 부터 발 끝까지 편안하게 자세를 부드럽게 한다. 점점 편안하게…

(심한 불면증으로 고생하시던 분들 가운데 '초염력테이프 혹은 초염력CD'를 활용하여 이를 해소한 사례가 있다.)

②초염력은 숙면에 큰 작용을 한다.

　한가지 예를 들면, 사단법인 한국정신과학회 서울지회의 초청으로 초염력 특강을 한 바 있다. 당시 참석하신 분 가운데 건강에는 불편한 곳 없이 정상적인 사회생활을 하시는 원로 한 분이 계셨는데, 필자의 강연을 들었던 날 밤에 잠을 얼마나 깊이 주무셨는지 아침 10시에 일어나게 되었다고 다음날 감사의 전화가 걸려 왔다. 평생을 학문과 연구에만 몰두하신 분이라 겉으로 드러나지 않는 내면의 긴장이 연속된 상태였던 것이다. 평생을 아침 6시 이후에 일어나 본 적이 없었는데 그날은 아침 10시에 약속이 있었음에도 불구하고 늦잠을 주무신 것이었다고 한다.

　역시 초염력 지도를 하다보면 종종 일어나는 일이 있다. 염력지도 후 '초염력 테이프 혹은 초염력 CD'를 듣게 하면 10중 8~9는 잠에 빠져 드는 것이다. 그리고 필자와 대화를 나누다 보면 갑자기 졸음이 몰려 온다고 하소연 하시는 분들이 종종 있다. 물론 대부분이 평소 숙면을 취할 시간없이, 극도의 긴장상태를 요구하는 일에 종사하시는 분들인 것이다. 그럴 때 마다 필자는 그냥 주무실 것을 권한다. 이럴 때는 비록 잠깐 몇 분의 잠일 지라도 깊은 숙면에 들 수 있기 때문이다.

　간혹 어떤 분은 무려 한시간 가까운 숙면을 취하고 나서도 '편히 주무셨습니까?' 하고 물으면 자신은 절대 잠들지 않았다고 한다. 마치 의식불명 상태를 유지하고 있던 사람이 의식이 깨어나면 자신이 왜 여기에 있는지 모르는 것처럼.

　긴 잠을 자고도 그것을 의식하지 못하는 것은 아주 깊은 잠 속에서 뇌파가 안정된 상태를 유지하기 때문이다. 사실 잠은 그렇게 자야한다. 잠은 시간이 중요한 것은 아니다. 잠깐 몇 분간의 잠을 자더라도 숙면을 취하면 피로는 풀리기 때문에 숙면의 깊이가 중요한 것이다.

　하지만 많은 사람들은 잠에 대한 일반적인 상식에서 벗어나지 못하고 있기 때문에, 수마(睡魔)와의 전쟁으로 일생을 보내고 있는 것이다.

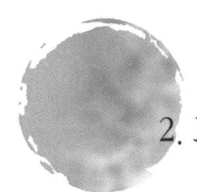

2. 토사(모래찜질) 요법

 옛부터 전래되어 내려온 우리 선조들의 민간 자연건강요법 중 하나로, 여름이 되면 강이나 바닷가의 모래사장에서 모래찜질을 하였다. 요즈음은 황토·맥반석 등을 이용한 찜질문화가 색다른 건강요법의 하나로 자리잡고 있지만 주거문화가 아궁이와 온돌 구조로 되어 있던 시절에는 원적외선이나 황토찜질은 이미 생활화되어 있었던 탓에 그리 낯선 것이 아니었다. 하지만 여름이라는 특정 계절에 선조들이 행하였던 모래찜질(토사요법)은 당시 특별한 건강생활 문화였다.
 이 요법은 남녀노소 구별없이 모든 사람이 다 할 수 있으며 큰 위험도 실패도 없는 요법으로, 한번 실시하고 나면 반드시 건강증진에 큰 효과가 있다.

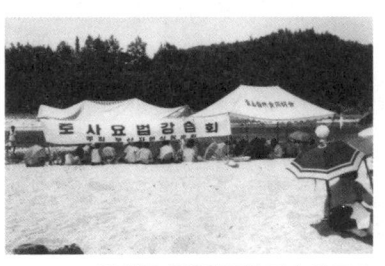

토사(모래찜질)요법 강습회 모습

 이러한 모래찜질(토사요법)은 체내에 독소가 되는 노폐물들을 단기간 내에 배출시킬 수 있는 건강요법인데다 비용이 거의 들지 않는 장점도 있다. 다만 임산부와 특정질환을 앓고 있는 분들은 가급적 피하여야 하며 몇가지 주의사항만 잘 지키면 된다.

1) 시기와 장소

① 시기

7월 중순부터 9월 상순까지로 낮기온이 25℃ 이상 되는 날을 택한다. 그 중에서도 가장 좋은 날은 8월 중순 경, 소나기가 올 듯한 약간 흐린 날이 가장 좋다.

② 장소_ 오염이 되지 않은 강가나 바닷가

모래는 부드러울수록 좋으나 공해에 오염되지 않은 곳을 택하여 실시하고 바닷가의 모래사장에서 실시할 경우에는 가능한 염기성(소금기)이 적은 곳에서 실시하는 것이 좋다., 그래서 바닷물이 드나드는 해안 가까이 보다 육지에 접해 있는 오염되지 않은 모래사장을 택해서 실시한다.

모래는 바짝 마른 모래일수록 좋으나 모래사장이 너무 뜨거우면 수분이 다소 있는 것이 좋다. 만약 너무 뜨거우면 실시할 장소 주변에 물을 골고루 뿌린 다음 실시하면 된다.

소화기 질환 계통에는 황토, 순환기 질환 계통에는 검은흙, 호흡기 질환 계통에는 모래가 좋다고 하나 대체로 강가나 바닷가의 모래사장에서 하면 된다.

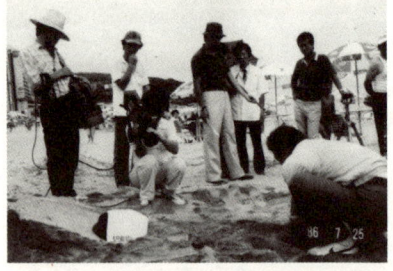
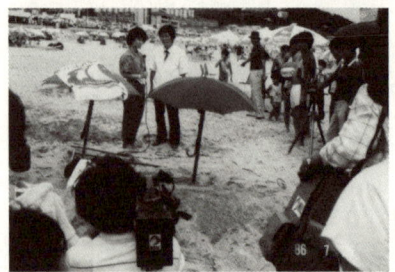

한국초염력연구원에서 주최한 토사(모래찜질)요법 강습회를 취재하고 있는 모습

2) 사전준비 사항

① 토사요법을 실시하기 2일 전부터 식사량을 줄이는 감식(減食; 적은 양을 섭취)에

들어간다. 그리고 설사제 등을 복용하여 배변을 충분히 하여 되도록 이면 장(腸)을 최대한 비운다.

② 하루만 실시할 경우에는 가능하면 단식(斷食) 상태로 하는 것이 좋다.

③ 보조자(도우미)를 반드시 동반하여야 한다.

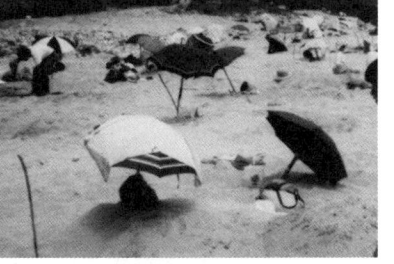
토사(모래찜질)요법을 실시하고 있는 모습

3) 준비물

삽(모래파기 용), 나무판자(모래모으기 용), 양산(골프우산 혹은 비치 파라솔) 2개, 각목(길이; 150㎝ 정도, 굵기; 3㎝ 정도) 2개, 노끈 2~3m, 생수나 감잎차 1되 정도, 해가림용 대형타월 또는 횐천 2장, 빨래집게 30개, 수건, 팬티, 물뿌리개, 밀짚모자, 라디오, 휴지 등.

4). 실시요령

① 오전 9시부터 오후 5시까지 하는 것이 표준이나 시간제한은 없다.

② 찜질 구덕의 크기나 길이는 자신의 키보다 길게하고, 폭은 70~80㎝, 깊이는 50㎝ 정도로 한다.

③ 눕는 자세의 방향은 남쪽 하늘을 보고 안락의자에 누운 것처럼 하고, 팔은 편안한 자세를 취한다.

④ 머리는 약간 높이고 모래나 흙에 직접 닿게하되 얼굴(안면부)만

드러나게 하는 것이 좋다.

⑤ 모래덮기는 머리만 두고 3~9cm 두께로 보조자가 덮어 준다. (※ 건강상태에 따라 알맞게 스스로 모래 두께를 조절한다.)

⑥ 실시자가 구덕에 들어가 누운 뒤에, 보조자는 실시자의 눈을 타올로 가린 후(모래가 눈에 들어가지 않게), 머리맡에 각목을 받치고 해 가림을 해준다.

⑦ 목이 마를 때만 생수나 감잎차를 조금씩 마신다.

⑧ 발바닥을 딛기가 어려울 정도로 모래가 뜨거우면 물뿌리개로 물을 주위에 뿌려 식혀준다.

⑨ 실시 도중 오줌이 마려우면 가능한 누운 채로 그대로 본다. (※ 이 때 보조자가 모래를 갈아준다.)

⑩ 며칠 간 계속 실시할 경우 식사는 하루 중 저녁 한끼만 먹되 생야채 섭취를 많이 하여야 한다.

⑪ 연일 계속하여 실시하지 못할 경우에는 며칠 간 쉬었다 다시해도 무방하다.

⑫ 실시 도중 팔굽이나 무릎에 통증이 있을 때에는 굴신 운동을 실시하거나 물뿌리개로 모래를 적셔주면 통증이 사라진다. (※ 호흡기와 신장의 독소가 발산되기 때문에 통증이 오는 것이다. 이 때 통증이 오는 부위

에 마음으로 힘을 뺀 다음, 염력을 청한다. '내 몸 통증을 부드럽게 부탁합니다.' 하고 숫자를 하나에서 열까지 반복해서 헤아리면 된다.)

⑬ 모래가 너무 뜨거워서 실시하기 곤란할 때에는 밤에 실시해도 좋다. (※ 특히 변비, 고혈압 환자는 밤에 실시해도 좋다.)

⑭ 모래를 덮고 1~2시간 정도 경과할 즈음 몹시 괴로워하는 사람이 간혹있는데, 이것은 체내에서 독소가 배출되기 때문이다. 너무 힘들다 싶으면 쉬었다가 실시한다. (※ 이때 지도자의 지도에 따라 건강에 무리가 가지 않는 범위 내에서 되도록 계속하는 것이 좋다. 1일 1회 최대의 효과는 8시간이다.)

⑮ 일단 한번 사용했던 모래 구덕은 재사용하면 안된다. 주변이 체내에서 배출된 독소를 품고 있기 때문에 그곳에서 다시 실시하게 되면 크게 해롭다.
(※ 한번 사용한 위치를 남이 하지 않게 표시를 해 두는 배려가 반드시 있어야 한다.)

5) 보조자(도우미)의 할 일과 알아둘 일

① 보조자의 할 일
　흘리내린 모래 덮어주기, 해가림 해주기, 생수와 감잎차 먹여주기, 물 뿌리기와 기타 시중.

② 보조자가 반드시 알아두어야 할 일
　가. 보조자의 자리는 바람이 불어오는 쪽의 앞에 앉고, 토사요법 하는 사람의 얼굴에 가까이 하지 말 것. (50cm이상 거리를 유지할 것)
　나. 만약 보조자가 실시자를 도와준 뒤 시력감퇴, 이가 들뜨거나, 구

역질이 나거나, 호흡이상 등의 증상이 있으면 이는 가스 중독 상태이므로 즉시 토사요법을 실시하여야 한다.

6) 토사요법의 효과

토사요법을 실시하면 흙이 체내의 유해가스를 흡수하여 혈액순환을 촉진시켜 주기 때문에 혈관계통 질병의 개선 효과가 크다고 한다.
그래서 피부 미용 뿐 아니라 많은 질병과 질환에 큰 효과가 있다고 보고되어 있다. 건강한 사람이 실시하면 신체에 특별한 변화가 없으나 다만 피로가 없고 감기도 잘 걸리지 않는다. 특히 단 한 번의 실시로 대량의 숙변을 배출하는 사례가 흔히 있다.

토사요법이 인체에 미치는 효과적 작용은,
  첫째, 피부가 모래와 접하여 체내 독소 배출.
  둘째, 덮인 모래가 주는 압력에 의한 작용으로 혈액순환 촉진
  세째, 주위 온도에 의해서 땀과 노폐물 배출.
등이 있으며, 그외,

① 특히 부인병과 피부병에 특별한 효과가 있다. 그리고 신경통, 견비통, 류마티스 관절염, 위장병, 숙변배제, 요통, 복통, 건성 피부, 두통 등에도 즉시 효과가 있는 것으로 입증되었다. (부산 자연식동호회가 1985년 부터 1990년 까지 주최한 모래찜질 참석자로부터 입증되었음)- 국내 입증.

② 치질, 중풍 후유증, 천식에도 효과.

③ 자궁암, 자궁근종, 직장암, 대머리- 일본에서 보고된 내용

7) 참고 사항

① 실시 도중 실시자나 보조자가 더위를 먹는 경우가 있는데 만약 그 상태가 심하면 미지근한 물(36도 전후의 온도)로 온욕을 한다.
(※ 변비가 심한 사람들에게 간혹 나타나는 현상인데, 그 때문에 가급적 흐린 날에 실시하는 것이 좋은데, 만약 날씨가 무더운 날 실시하게 될 경우는 천막을 치고, 통풍이 잘되게 한 다음, 그 안에서 실시하여야 한다.)

② 실시 후 1~2일 지나 어깨나 팔에 붉은 부스럼 따위가 생겨서 몹시 가려우면 재차 실시한다.

③ 바닷가에서 실시하면 피부에 가려움증이 오는 경우가 있는데 이것은 실시 장소에 염분이 많았다는 증거이다. 이때 물로 여러번 씻은 후 효소를 바르면 가려움증이 없어진다.

④ 생수나 감잎차를 많이 마시면 오줌이 자주 마려우므로 가능한 억제하여 조금씩 마시도록 한다.

⑤ 신장이 나쁜 사람은 오줌이 자주 마려운데 이것은 신장의 활동이 왕성해 지는데서 오기 때문이다.

⑥ 토사요법을 마치고 일어나면 몸에 모래가 묻지 않은 곳이 있는데 이곳은 평소 좋지 못하였던 곳으로 독소를 배설하기 때문에 발생한 것이다.
(※ 신장, 위장이 좋지 않으면 등쪽에 모래가 붙어있지 않다.)

⑦ 실시한 후 2~3일 째, 요통이나 복통이 심하게 나는 현상은 대개

숙변이 떨어질 때의 명현반응이므로 걱정하지 않아도 된다.

8) 주의 사항

① 토사요법을 실시하기 이틀 전부터 실시 기간 중은 물론, 실시 후 사흘 정도까지는 어떠한 일이 있어도 너무 찬 물이나 냉장·냉동 보관식품, 얼음과자 종류 등을 절대 먹어서는 안된다. 만약 이를 어기면 극심한 두통을 수반하는 부작용이 올 수 있다. 반드시 주의 하여야 한다.

② 협심증이나 심근경색 등 심장계통의 질환을 앓고 계신 분이나 고혈압, 저혈압 그리고 중증의 당뇨병 환자와 암으로 고생하시는 분 가운데 3기 이후의 전이(轉移)가 심한 환자와 극도로 쇠약한 사람은 가급적 실시하지 않아야 하는데 만약 필요로 한다면 전문가의 특별지도를 통해서 실시해야 한다.

③ 임산부의 경우에는 초기 3개월 전후와 출산이 가까운 7개월 이후에는 피하여야 한다.
④ 남이 실시한 곳(구덕)은 반드시 피하여야 한다.

⑤ 보조자(도우미), 실시자 모두 말을 많이 하지 않도록 하고 꼭 필요한 이야기일지라도 조용하게 귓속말 나누듯 하여야 한다. 토사요법을 실시하는 중에 큰소리를 내게되면 그 소리가 땅을 통하여 증폭되어 울리기 때문에 옆에서 실시하고 있는 사람의 청각에 영향을 주어 두통 등을 유발할 수도 있기 때문이다.

⑥ 실시 장소가 모래사장이기 때문에 목걸이, 반지, 시계 등 귀중품 관리에 특별히 신경을 써야 하는데 가급적 착용하지 않는 것이 좋다.

⑦ 뜨거운 모래사장은 발바닥 화상의 우려가 있기 때문에 보행을 위한 별도의 신발이나 슬리퍼 등을 준비한다.

(※ 토사요법이 과학적으로 규명된 논문이 있어 소개한다.)
　일본 지바 의과대학의 히라노와, 고바야시 두 교수가 흙이나 모래 속의 스브치리스 균이 일산화탄소를 흡수하여 탄산가스로 바꾼다는 것을 논문으로 발표한 바 있다.
　이 내용으로 볼때, 토양 속의 스브치리스 균이 독소를 중화시킴으로서 토사요법의 효과가 과학적으로 입증되는 셈이다.

제4장

ESP- 초염력(超念力)의
체험사례

- 국내편
- 해외편
- 초염력기구 체험담
- 저지가 쓰는 체험사례

국/내/편

1. 척추, 어깨부상 등의 후유증을 완치함

부산시 남구 용호 1동, 김 종현, 1948년생

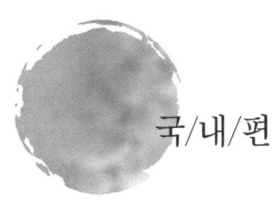

저는 1980년도에 직장에서 큰 사고를 당하였습니다. 당시 근무하던 직장은 특수강 선재류를 생산하는 곳이었는데, 그곳에서 제가 맡은 분야는 열처리 작업 파트였습니다. 어느날 제가 작업 중이던 작업대에 무게 50㎏ 정도 되는 철재 다발이 떨어지면서 오른쪽 어깨와 척추 부위를 다치게 되었습니다. 사고 직후 병원으로 실려가 응급처치를 받고 치료했지만 그 후유증으로 많은 고생을 하였습니다.

날씨가 춥거나 비가 오려고 하면 당시 다친 부위가 쑤시는 등 통증과 함께 거동조차 불편하였습니다.

그런 고통의 나날을 보내고 있던 중 10년 전인 1993년도 초, 김ㅇㅇ 씨를 통하여 ESP연구원을 알게 되었습니다. 물에 빠진 사람이 지푸라기라도 잡는 심정으로 ESP연구원을 찾아 가게 되었고 그 곳에서 매주 화, 목, 토요일에 정기적으로 정순근 원장님으로부터 염력지도를 받았습니다. 처음 3회를 받고나니 신기하게도 아픈 통증이 없어졌습니다.

그 후 ESP염력기구 가운데 '건강씰'을 구입하여 아픈 부위에 꾸준히 붙이고 염력지도를 계속받았습니다. 날이 갈수록 ESP는 건강에 대해 신비한 힘을 가졌다는 것을 깨닫게 되었습니다.

그래서 1994년 1월에 정식으로 회원에 입회했습니다. 입회할 때, 지도에 따라 편안한 자세와 편안한 마음가짐으로 'ESP염력테이프'를 매일 열심히 듣고 생활에 많이 응용하니 그동안 많은 신체적, 정신적 고통과 갈등으로 부터 벗어나 생활의 안정과 자신감을 가지게 되었습니다.

정 순근 원장님, 저의 건강과 생활의 자신감을 찾게 해주신 것에 다시 한번 진심으로 감사드립니다.

2. 내 인생의 전환점이 된 초염력

금정구 서 3동 거주, 김 종덕, 1943생

1988년도 당시 본인은 모 생명보험회사에서 생활설계사로 근무하고 있었습니다. 어느날 부산 지국에서 직원 전체 조회시간에 정 순근 원장님을 초청한 특강이 있었습니다.

이날 정원장님의 특강은, 당시 부산 총괄국장님의 부인이 간암 말기증세로 고통을 받고 있던 중, 정원장님을 만난 이후 증세가 매우 호전되었기 때문에, 직원들에게 초염력 지도를 통한 건강하고 행복한 생활에 도움을 주게 한다는 취지였습니다.

특강은 약 50분 정도 진행되었는데 강연을 하던 중, 정원장님은 염력을 전하겠다고 하시면서, 모두들 편안한 자세로 손바닥을 펴서 하늘로 향하게 해서 무릎에 얹고, 눈을 감고 각자의 소원을 머리 속에 생각하라고 하셨습니다.

저는 지시대로 하면서 평소 몸의 좋지 않은 부분들이 좋아졌으면 생각하고 있었습니다.

4~5분 정도가 지나사, "사 이제 염력을 다 전했으니 눈을 뜨십시요." 하여 눈을 뜨니 손바닥에 무엇인가 묻어있는 느낌이 있었습니다. 자세히 보니 은(銀)가루가 묻어 있었습니다. 이상해서 옆에 앉은 동료에게 보여 주었더니, 그는 오히려 자신은 금(金)가루가 묻어있다고 하면서 보여 주었습니다. 당시 조회에는 150여 명 가까운 직원들이 모였는데 본인을 포함해서 절반 가까운 사람들이 손바닥에 금분 혹은 은분이 나타나는 초현상을 경험하게 되었습니

다. 모두들 서로 신비롭다고 수근거리기 시작했습니다.

물론 강연 중에, 염력을 전달하는 과정에 초현상적인 일들이 일어날 것이라는 말씀을 하셨지만 너무도 신비롭기만 했습니다. 뿐만아니라 이날 손바닥에 금분, 은분이 나타나는 초현상을 경험하신 분들 가운데 많은 분들이 그 후 아픈 부위가 씻은 듯이 회복하였다고 하였습니다.

당시 저는 심장이 좋지 않았을 뿐 아니라(화와 부정맥 등), 소변이 잘 나오지 않고, 양도 적은 등 신장질환 증세가 있어서, 늘 자고 일어나면 몸이 부어 오르는 등 많은 불편을 안고 있었습니다. 더우기 보험 모집을 위해 하루 중 많은 시간을 걸어 다녀야 했으므로 양쪽 무릎에는 관절염 증세와 더불어 장딴지에 혈관이 튀어 나오는 등의 증세가 있었습니다. 한마디로 몸 그 자체가 움직이는 병원과 같았던 것입니다.

이날 강연을 듣고 본인은 초염력을 통한 건강생활에 대한 확신을 가지게 되었습니다. 강연을 마친 뒤, 초염력연구원 사무실을 찾아가 회원으로 가입하니 건강을 위한 초염력 녹음테이프와 '건강 씰'을 선물로 주셨습니다.

지도를 받을 때 마다 알 수 없는 무언가 새로운 힘에 의해 건강이 점점 호전되어 가는 것을 느낄 수 있었습니다. 3개월 쯤 지나자, 그동안 고생해 오던 심장의 부정맥도 정상으로 되고, 신장 기능과 관절염이 완전히 회복되는 기쁨을 안게 되었습니다.

오랫동안 고생하여 오던 질환으로 부터 해방된 기쁨을 많은 사람들에게 알리다 보니, 그 후 본인은 초염력 전도사가 된 기분이었습니다. 그래서 주변에 몸이 좋지 않은 분들을 만나면, 본인이 구입한 씰을 선물로 나누어 주면서, 자기 자신의 염력으로도 자신의 건강을 되찾을 수 있다는 확신감을 심어주었습니다. 이렇게 수 개월을 하는 동안 많은 사람들의 건강이 좋아지는 과정을 직접 목격하게 되니 자신감과 함께 무언가 보람을 느끼게 되었습니다. 그래서 지금도 본인은 정원장님의 초염력에 대한 확신을 가지고 이 일을 주변에 알리고 있습니다.

지금 저는 자연건강과 대체의학에 큰 관심을 가지고 주변에 힘든 사람들에게 자원봉사를 하고 있습니다. 초염력을 만난 이후 생활에 활력을 갖게 되었을 뿐 아니라 건강이 회복되어 가는 것을 볼 때 가장 큰 보람을 느끼고 있습니다.

그리고 요즈음 들어서 많은 분들이 '기(氣)'에 대한 관심을 가지고 이 기를 많은 분야에 활용하고 있습니다만 본인이 생각할 때 정원장님의 ESP-초염력이 바로 기의 세계를 정확히 파악하고 응용하신 것이 아닌가 생각됩니다.

특히 제가 아는 한 분은, 해군 중위로 제대한 후 미국에서 카이로프랙틱을 배워와서 이를 시술하시는 분이 있는데, 이 분 역시 초염력 테이프를 들으면서 '건강 씰'을 사용해서 건강회복에 응용하여 큰 효험을 보고 있다고 했습니다.

그리고 주변에서 '기'에 대한 관심이 많거나 이를 수련하시는 분들이 이 ESP(초염력)에 대한 확신을 지니는 것을 많이 보았습니다. 그래서 건강과 관련한 업종에 종사하시는 분들이 ESP(초염력)의 세계를 체험하고 이를 건강에 적극 활용한다면 큰 효험이 있을 것으로 확신합니다.

일반적으로 '기'로써 건강에 도움을 주거나 심신의 피로를 풀어준다는 등의 말을 하면서도 기의 세계에 대한 확신은 가지지 못하고 있습니다. 하지만 ESP-초염력은 누구나 쉽게 접근할 수 있을 뿐만아니라, 활용범위도 매우 광범위하며, 누구나 쉽게 체험할 수 있는 것임을 확신하고 있습니다. 감사합니다.

3. 초염력으로 뇌졸중 후유증을 회복

허 마태오 신부, 1933년 생

저는 1985년에 싸이판으로 가서 2년 간 사목활동을 마치고, 1987년에는 다시 미국으로 가서 약 3년 간 사목활동을 하였습니다. 당시 미국의 여러 지역을 순회하면서 사목활동을 하였기 때문에 특히 한국과 다른 음식 문화로 많은 어려움을 겪기도 하였습니다. 그로 인한 때문인지 1990년 한국으로 귀국하여 사목활동을 하던 중 1992년 6월 경, 갑자기 뇌졸중으로 의식을 잃고 쓰러져 부산 메리놀 병원에서 뇌수술을 받았지만 그후 약 3개월 간 혼수상태에 빠져 있었습니다. 당시 병원에서는 앞으로 비록 의식을 되찾는다 할지라도 반신불수 상태가 되기 때문에 정상적인 생활은 불가능하다는 판정을 하였다고 합니다. 그 때 병원에서 저의 간호를 하고 있던 한 분이, 이제는 기적을 바랄 수 밖에 없으므로 이왕지사 정 순근 원장의 초염력 지도를 받아보자고 생각하였다고 합니다. 그날 연락을 받은 정원장은 그 후 수 일간 본인의 병실을 찾아와서 염력지도를 하였는데 이후 차츰 몸이 회복되기 시작하여 3~4개월이 지난 어느날 거짓말처럼 의식을 되찾고 회복하게 되었습니다. 저의 이러한 회복은 오랜세월을 사제로서의 길을 걸어온데 대한 하나님의 은총을 입은 바 라고 생각되지만, 그 분의 위대한 능력을 정원장이 대신하여 이러한 치유력으로 저에게 시현한 것이라 생각됩니다.

  누구든지 생활 속에서 시련에 빠지거나 고난에 처해 있을 때 늘 기도하는 마음을 항상 지니고 기도하면, 어떠한 방편으로든 새로운 희망이 있게 됨을 말씀드리고 싶습니다.

4. 축농증, 두통, 소화장애, 만성피로 등을 회복

부산시 동구 초량 3동, 심 명희, 1962년생

저는 부산의 모 병원에서 간호사로 18년 간 근무 하였습니다.

1992년경 병원에 근무하던 당시 어느날 결핵에 감염되었다는 진단을 받았습니다. 그로 인하여 약을 먹으면서 치료를 하는 동안 결핵은 완치할 수 있었습니다. 하지만 결핵을 앓았던 후유증인지, 그후 계속 소화장애와 더불어 두통과 축농증 중세까지 겹쳐서 많은 고생을 하였습니다. 병원에서 종합진단을 받아 보았지만 결과는 이상이 없다는 것입니다. 하지만 몸 상태는 늘 피곤하고, 쑤시거나 아픈데도 건강하다는 결과가 나왔으니, 어떤 방법으로 이를 해결해야 할지 막막 했습니다. 결국 주변에서 권유하는대로 체질개선을 위한 식이요법을 비롯한 단전호흡 등 좋다는 것은 다 해 보았지만 일시적인 현상 외에 특별히 호전되는 느낌은 들지 않았습니다.

1992년 어느날, 평소 잘 알고 지내던 한 분이 ESP - 초염력을 경험해 볼 것을 권유하며 ESP연구원에서 발행한 소식지를 전해 주었습니다. 소식지를 찬찬히 읽어보니 나와같은 증상으로 고생하시던 분이 회복했다는 내용이 있어 무척 호기심을 가지게 되었습니다.

1992년 어느날 초염력 사무실을 찾아가 본인의 증상을 설명하면서 주변의 소개로 찾아왔다고 말하고 회원에 가입하였습니다. 이 날 간단한 염력지도를 받았는데 집으로 돌아오는 마음이 너무도 편안하고 몸도 가벼워진 것을 느낄 수 있었습니다. '참으로 신기한 일도 있구나' 하는 마음으로 틈나는대로 사무실을 찾아가서 지도를 받았습니다.

　이렇게 한 열흘쯤 다니다 보니 어느날 코에서는 누런 농이 흘러내리는가 하면 기침을 하면 가래에 농과 같은 것이 나오는 증상이 생기기 시작하였습니다. 물론 명현현상(호전반응)이 올 경우도 있다는 이야기는 들었지만 막상 그런 증세가 발생하니 처음에는 덜컥 겁이 나기도 하였습니다. 그런데 이런 증세가 있은 뒤에는 문득 몸과 마음이 가벼워졌다는 느낌이 강하게 왔습니다. 한 열흘 정도 이런 명현반응이 지속되더니 어느날 몸이 매우 가뿐한 느낌이 오더니 그동안 나를 괴롭혀 왔던 축농증 증세가 말끔히 사라지더니, 소화장애와 두통 증세까지 말끔히 사라졌습니다. 너무도 신기하고 신비로운 현상이 나타난 것이었습니다. 이후로도 틈만 나면 사무실을 방문하거나 강연회가 있는 곳을 찾아 다녔습니다. 물론 건강은 건강할 때 잘 갈무리해야 한다는 신념 때문이었습니다.

　그러던 중 이제는 나이가 찬 만큼 좋은 사람을 만나서 행복한 결혼생활을 할 수 있도록 해 달라는 염원을 하기 시작했습니다. 현대의학으로도 해결하지 못한 내 병을 낫게해 준 초염력이니 나의 정신세계도 역시 해결해 줄 수 있을 것이라는 믿음이 강하게 왔기 때문입니다. 믿음이 세상을 바꾼다는 말처럼…

　아니나 다를까 우연히 주변의 소개로 멋진 남성을 만날 수 있게 되어 지금은 두 아이의 어머니로 행복한 가정을 꾸며서 여유있는 생활을 하고 있습니다.

　처녀시절 나를 괴롭히던 병과 지금의 행복한 생활을 해결해 준 ESP 정 순근회장님께 항상 감사드리며, 지금도 좋은 인연으로 만날 수 있음을 큰 행복으로 여기고 있습니다. 그래서 저는 늘 이렇게 생각하고 있습니다.

　"누가 나보다 행복할 수 있을까?'

5. 사십견이 순간에 고쳐지다

서울 양천구 신월동, 김 용선, 1959년생

저는 서울에서 관광버스 회사를 운영하고 있습니다. 2001년 어느 날, 갑자기 어깨가 아파오면서 머리를 바로 들 수 조차 없을 정도로 통증이 심하였을 뿐 아니라, 말도 제대로 할 수 없을 지경에까지 이르렀습니다. 병원에 가니 오십견과 같은 증상인데 사십대에 왔으니 사십견이라고 하였습니다. 그러면서 특별한 처방없이 어깨와 목 부분 근육에 찜질이나 부드러운 맛사지를 자주 하라고만 하였습니다.

하지만 직업이 운전인지라 늘 핸들을 잡고 생활하고 있으니, 팔과 어깨 등의 근육은 늘 긴장될 수 밖에 없었습니다. 그러니 찜질과 같은 임시 처방으로는 해결될 수 없었습니다. 상태는 자꾸 악화되어, 결국에는 운전을 1시간 이상 할 수 없는 상태에까지 이르렀습니다. 그러다 보니 버스 운행을 위해서 매일처럼 병원에서 근육주사를 맞고 일을 하는 등, 임시처방만으로 나날을 보내고 있었습니다. 지금 생각하면 미련 그 자체였지만, 당시로서는 어쩔 수 없었습니다.

어느날 재경 함양초등학교 동창회에서 1박 2일로 전세 예약을 해 와서 함양으로 가게 되었습니다. 당시 시즌이 되어 다른 기사에게 인계할 처지가 못되어, 할 수 없이 미리 병원에서 근육주사를 맞고 갔습니다. 출발 전부터 무사히 다녀올 수 있을까 걱정했지만 직업이 직업인지라 큰 마음을 먹고 운행했습니다. 이날 함양에 무사히 도착하였습니다.

다음날 아침 식사 후 산책을 겸하여 거닐던 중, 함께 오신 승객 한 분이 친구들을 모아놓고 무언가를 설명하고 있었습니다. 가까이 가서 여쭈어 보니 다른 분의 허리 아픈 곳을 초염력으로 해결하고 있다고 했습니다. 바로 그 분이 정 순근 원장님이셨습니다.

　신기하기도 하고, 혹시나 하는 생각이 들어서 나의 증세를 말씀 드렸더니 앉아 보라고 하셨습니다. 먼저 스스로의 건강체크를 한 번 해 보라고 하여, 왼손으로 나의 오른쪽 어깨를 살짝 스치는데도 심한 통증이 와서 손을 댈 수가 없었습니다. 곧 괜찮아질 것이니 걱정 말라며, 편안한 자세로 앉게 한 뒤 나에게 염력을 보내주셨습니다.
　한 2~3분 쯤 지나니, '다 끝났다'고 하시면서 다시 어깨를 만져 보라고 해서 손을 대니 전혀 아무렇지도 않았습니다. 그래서 이번 에는 고개를 좌우로 돌려 보아도 언제 통증이 있었나 싶을 정도였 습니다. 그러자 정원장님께서 '잘 되었습니다. 이젠 편안하십니 까.' 하고 물으셨습니다. 양 어깨를 이리저리 움직여 보니, 도저 히 믿기지 않을 정도로 회복되어 있었습니다. 그 순간의 느낌은 이 루말할 수 없었습니다. 그리고 정원장님께서는 지금 좋아졌다고 해서 뿌리가 뽑힌 것은 아니니, 예방을 위해서 준다며 씰을 붙이라 고 해서 아픈 곳에 붙였습니다.
　그리고 말씀하시기를, "지금 좋아졌다고 기뻐하실 것도 없고, 혹 다음날 통증이 전 보다 더 심할지라도 두려워 할 것 없습니다. 다 만 지금 좋아진데 대한 감사하는 마음을 간직하시고 앞으로 혹시 나 재발되지 않을까 하는 그런 의심이 난다면 지금에 감사하면서 예방으로 건강씰을 붙이는 것"이라고 하셨습니다.

　그날 행사 후 서울로 되돌아 왔습니다. 긴 시간을 운전하면서도 어깨 통증으로 인한 어려움은 없었습니다. 오히려 몸이 날아갈 듯한 가벼움을 느끼면서 안전운행을 할 수 있었습니다.

그 날 이후, 2년이 지난 지금 사십견 걱정은 없으며, 정원장님께서 덤으로 주신 '건강 씰'은 한번도 사용하지 않았습니다. 생각할수록 신비한 체험을 했다는 생각이 듭니다. 정원장님에게 다시 한번 진심으로 감사드립니다.

6. 교통사고 후유증을 초염력으로 회복

경북 성주 거주, 노 연화, 1952년 생

저는 경북 성주에 살고 있는 노 연화입니다. 친구의 소개로 한국 초염력 연구원을 소개받고 건강을 회복하여, 혹시나 저와 같은 경우로 고생하고 계신 분이 있다면 도움되시길 바라는 마음으로 이 글을 씁니다.

저는 1989년 8월 경, 교통사고를 당하여 코뼈가 부러지는 등 얼굴을 심하게 다쳐 무려 40여 바늘을 깁고, 게다가 그 후유증으로 한 달 이상 음식을 제대로 삼키지 못하고 토하기만 하였습니다.
그 뒤 서서히 오른쪽 어깨로부터 통증이 오고 마침내 머리 뒤 왼쪽 어깨로 마비가 오기 시작하면서 감각 조차 없어졌습니다. 일반 병원에서는 특별한 이상이 없다고 하고, 한방병원에서는 피가 쇼크로 인하여 뭉쳐 있어서 그렇다고 하였습니다.
어떤 용하다는 무당이나, 기(氣)로서 치료하는 곳에서는 남자 귀신이 집을 짓는 소위 빙의현상 때문에 그렇다고 하였습니다.
그 뒤 병원과 한방 등에서 물리치료 등 여러가지 방법으로, 치료하였으나 아무런 효과도 없고, 다만 3~4 개월에 한번씩 주기적으로 몸 전체가 마비증상을 보이기도 했습니다.

그러다가 7~8년 후, 다시 또 교통 사고를 당하였습니다. 신호 대기 상태에서 정지하고 있는 내 차를 미처 발견하지 못하고 달려오던 차가 내 차의 뒷부분에 충격을 가한 것이었습니다. 그로 인하여 지난번 사고 때 다친 머리가 뒤로 심하게 젖히게 되었습니다.

두 번에 걸친 교통사고로 결국 아무 것도 할 수 없는 지경에 이르게까지 되었습니다. 조금이라도 무거운 것은 아예 들 생각도 못하였습니다. 다만 잠자는 일과 먹는 일을 제외한, 누구를 만나거나, 하루생활 중에서 2시간 이상 앉아서 생활하는 일 등은 상상도 못할 지경에 이르렀습니다. 역시 처음 사고를 당했을 때와 마찬가지로 여러 병원을 찾아다녔지만, 지난 번 처럼 특별한 이상은 없다는 대답 뿐 이었습니다.

어느날 아는 사람의 소개로 모 대학병원에 가게 되었습니다. 미국에서 교통사고 환자만 전문으로 치료하는 병원에서, 특별히 그 방면을 전공했다는 의사 선생님에게 찾아간 것입니다. 전문의의 검진 결과, 척추 안으로 전부 금이 가 있다고 하시며, 한 두 달 정도의 기간으로 자연 치유가 될 수도 있지만, 만약 4~5개월이 지나도 낫지 않으면, 영구적인 아픔으로 간다고 하셨습니다.
  그리고 통증이 심하면 뼈 주사를 맞되, 두 번 이상은 맞지 말라고 하셨다. '부작용의 우려가 있다' 고 하면서, 말씀을 머뭇하시다가, '그 다음 방법으로는 척추 수술을 하여야 하지만, 자신이 없다' 는 말씀을 하셨습니다.

권위있는 전문의로부터 절망적인 소견을 들으니, 저는 망연자실하여 수술을 포기하고, 인생도 포기한 상태(좋아하는 그림 작업도 못하고, 등산도 못하는)로 절망 속에 하루하루를 보내고 있었습니다.
  어느날 제가 아파서 고생하고 있다는 사실을 알고있는 친구의 추천으로 한국초염력 연구원의 정 순근 원장님을 만나서 초염력을 지도 받게 되었습니다.
  사실 처음 얼마동안은 믿지 않았습니다. 이렇게 해서 도대체 내 병을 고칠 수 있단 말인가. 도저히 상식으로 이해를 할 수도 없고,

그저 황당한 생각만 들었습니다. 하지만 여기 저기 유명한 병원, 좋다는 방법은 거의 다 해 본 상태다 보니 더 이상 기댈 곳이 없는 상황이었습니다. 그러니 정원장님께서 하라는 대로 하는 수 밖에 없는, 정말이지 마지막으로 선택할 길은 이 방법 밖에 없다는 심정이었습니다. 사실 겉 모습은 멀쩡했지만, 마치 화분 속의 식물 처럼 살아가야 한다는 내 인생에 대한 서글픔이 앞섰습니다. 한 집에 같이 사는 어머니 조차도 나의 괴로움을 알지 못하시고, 다만 평소 잘 눕지 않던 내가 거의 누워서만 생활하고 있으니, '네가 아프기는 정말 아픈가 보다' 하실 정도였습니다.

　하기야 의사선생님도 '당신은 겉은 멀쩡하니까 아무도 당신 고통을 이해하지 못할 것' 이라고 하신 말씀이 늘 귓전에 맴돌았습니다.

　그리고 '육체적 고통도 고통이지만, 정신적인 고통이 더 큰 어려움으로 온다'는 말을 많이 들었어도, 막상 당해보니 그 고통은 참으로 견디기 힘들었습니다. 정원장님의 지도를 받는 동안에도 많은 갈등과 고통을 겪었습니다. 특히 명현반응이라 불리우는 현상이 나타나 고통스러울 때는 그냥 이대로 죽게 놓아 두라고 애원하면서, 이제는 더 이상 무슨 방법이든 필요없다고 항의도 했습니다. 참으로 힘 들었습니다. 하지만 긴 시간 동안 포기하지 않고, 이렇게 건강한 육신과 마음을 만들어준 정 순근 원장님께 무어라 감사에 말씀을 드려야 할지….

　그 어떤 인연인지 모르지만 정원장님의 도움으로 지금은 새로운 인생을 살아가고 있습니다. 정말 기적보다 더 기적같이 몸을 회복하게 되었습니다. 늘 고마운 마음을 잊고 사는 때가 더 많고, 이제는 세월이 지나니 내가 그런 때가 있었는가 하는 의심이 갈 정도입니다.

　사람은 다급해지면 지푸라기라도 잡고 살려 달라고 한다지만 막상 그 문제가 해결되면 대부분 쉽게 잊고 삽니다.
　망각이란 참으로 좋은 약이기도 하지만 인간에 대한 은혜를 져버리기도 합니다.
　저 역시 이 글을 쓰면서 그 고마움을 되새기고 뒤늦게 다시 한번 감사함을 전합니다. 어디에 머무시든 늘 건강하시고, 지난날의 저와 같이 절망의 늪에서 고통의 나날을 보내고 계신 많은 분들께 초염력으로, '불행의 늪에서 행복의 보금자리'를 만들어 주시길 항상 기도 드립니다. 감사합니다.

7. 관절염을 회복

전주시 거주, 김 정순(가명), 1952년생

저는 오른쪽 무릎의 관절염으로 심한 고생을 하였습니다. 5년 동안 병원을 찾는 것을 비롯해서 좋다는 처방은 다 해보았으나 뚜렷한 효과를 보지 못하였습니다. 무릎 관절염으로 고생을 해 보신 분들은 아시겠지만, 특히 저는 정상적인 일상생활은 엄두도 못낼 정도로 많은 고통을 받고 있었습니다. 결국 통원치료 중 무릎에 인공관절을 삽입하는 수술을 하기로 결심을 하고 병원에 입원할 예정이었습니다. 수술 예정일을 5일 앞두고 고향의 친구에게 안부 전화를 하던 중 무릎관절 수술을 할 예정이라고 이야기하게 되었습니다.

저의 이야기를 들은 친구는, 수술은 최악의 선택이니 수술을 하지 않고도 해결할 수 있는 방법이 있다는 이야기를 해주었습니다. 사실 수술을 한다는 것에 대해서 겁도 났지만, 친구의 권유에 호기심(?)이 나서 전주에서 대구까지 내려갔습니다.
친구는 초염력지도에 대한 설명을 하면서, 어차피 돈도 들지 않고 후유증 걱정도 없는 것이니 한번 지도를 받아 보라는 것이었습니다. 친구의 말로는 다음날 경산시 복지회관에서 초염력연구원의 정 순근 원장 초청 특강이 있으니, 강연 후 대구에서 만나면 된다는 것이었습니다. 반신반의하는 마음으로 친구의 집으로 정원장님을 초청하여 초염력지도를 받게 되었습니다.

초염력 지도를 받은 후 저 스스로도 믿을 수 없는 상황이 발생하였습니다. 그동안 제대로 구부릴 수도 없었던 무릎이 통증없이 마음대로 움직이기 시작하더니, 보행을 하는데에도 거의 지장이 없었습니다. 저도 모르게 '수술은 안받아도 되겠다'는 생각이 떠올랐습니다. 그 후 정원장님의 지도에 따라 내 스스로 불편한 부위를 찾아 '건강 씰'을 붙이고 다시 움직여 보니 전보다 좋은 효과가 있음을 알게 되었습니다.

이후 정원장님께서 전주로 강연을 오시는 기회가 있었습니다. 찾아가 만나서 그동안의 차도를 설명드렸더니, 아직 안심해서는 안된다고 하시면서 계속 지도를 해 주셨습니다. 물론 그 후 지도에 따른 식이요법(정식법)과 보행요법 등을 병행한 결과, 2년이 지난 지금(2003년)까지 정상적인 생활을 하는데 아무런 불편이나 후유증 같은 것도 없습니다.

수술하지 않고도 회복되는 이 기적같은 초염력의 세계는 저에게 있어서 놀라운 신비와 경이의 체험이었습니다. 이후 저는 고마움과 감사의 뜻으로 주위에 계신 많은 분들에게 이 소식을 알려주게 되었고, 그 후 많은 분들이 병의 증상이나 질환의 정도에 관계없이 건강을 회복하게 되었다는 소식을 전해 드리면서, 다시 한번 감사드립니다.

8. 고도 난시를 회복

서울 거주, 김성철, 남, 71세

어렸을 때부터 심한 근시와 난시가 있어서 매우 고생하고 있었는데, 50대 중반에 들어서 허리에 통증이 오는 질환까지 발생하게 되어, 주변사람들의 소개로 정원장님을 찾아뵙게 되었습니다. 상담을 하고 허리의 아픈부위와 배에도 '건강 씰'을 붙이고 나니, 한결 허리 움직임이 부드러운 것을 느꼈습니다. 그 후로도 계속 열흘쯤 염력지도를 받으라고 해서 꾸준하게 찾게 되었습니다. 열흘이 채 못되자 허리부분의 통증이 씻은 듯 사라지고 활동에도 불편을 느끼지 않아 ESP - 초염력 지도에 확신을 갖게 되었습니다.

어느날 초염력 강연회장에서 눈에 대한 염력지도를 하시면서, 눈이 안좋은 사람들은 일어서라고 해서 일어났습니다. 이날 염력지도를 받은 후로는, 안경에 의존하지 않아도 신문과 책을 볼 수 있게된 것은 물론, 사물을 판단하는데 아무런 지장을 받지 않고 있습니다.

너무도 신기하여 ESP - 초염력 회원가입을 하였습니다. 어느 해인가 어머님의 생신날이 돌아 왔는데, 문득 맛있는 음식이나 패물 따위를 선물하느니 차라리 건강을 선물하는 것이 나을 것이라는 생각이 들었습니다. 그래서 어머님을 모시고 정원장님에게 가서 염력 지도를 받게 하고, 염력 목걸이와 반지를 선물로 해드렸습니다.

예상대로 그 후 어머님은 그동안 노인성 질환으로 고생하시던 부분들이 차츰 회복하시면서, 편안한 생을 누리시다 가셨습니다.

참으로 놀라운 ESP - 초염력의 효과에 늘 감사하고 있습니다.

9. 소화불량과 위장병을 회복

대전 거주, 박순례(가명), 여, 1930년 생

저는 20년 이상 소화불량과 더불어 심한 위장병을 앓고 있어서 김치 조차 먹지 못하고 있었습니다. 어느날 초염력으로 병이 나은 사람들이 있다는 말을 듣고, 초염력 강연회장을 찾아 갔습니다. 건강생활에 대한 강의가 끝나자, 허리나 위장질환으로 고생하시는 분들이 있으면 일어서라고 했습니다. 저는 혹시나 하는 호기심에 자리에서 일어나서 시키는대로 '저의 건강을 부탁합니다.' 하고 바랬습니다. 강연장에서 여러 사람들이 몸이 나은 것 같다는 말을 하는 것을 들어도 설마하는 생각으로 집에 돌아왔습니다.

그날 저녁 집에서 밥을 먹으면서 문득 김치가 먹고 싶다는 생각이 들어서 김치 한쪽을 먹어 보았습니다. 평소같으면 김치 한 조각만 삼켜도 위에서 심한 위통을 느꼈는데 이날 저녁은 아무렇지도 않았습니다. 신기하기도 하였지만 어쩌다 그런 것이겠지 하고 그냥 넘어갔습니다.

다음날 아침을 먹는데 또 김치가 먹고 싶어졌습니다. 어제 저녁에는 아무렇지도 않았는데 오늘도 괜찮겠지 싶어 조금 많은 양을 먹어보았더니, 역시 아무런 위통없이 맛있게 먹었습니다. 이날 아침은 평소보다 많은 양의 음식을 먹었는데, 평소같으면 심한 위통과 더부룩한 느낌으로 고생을 했을 것인데, 전혀 아무렇지도 않고 오히려 소화가 잘된다는 느낌을 받았습니다. 그날 강연 이후 지금까지 그동안의 소화불량과 같은 위장병은 걱정없이, 먹고 싶은대로 먹고도 잘 소화시키고 있습니다. 위장계통 질환에 초염력의 효과는 정말 신비롭기만 했습니다. 정말 감사드립니다.

10. 눈병과 노인성 질환을 회복하다.

권 묘심, 여, 1926년 생

저는 평소 성격이 사람들과 잘 어울리기도 싫어하고, 게다가 술, 담배, 놀이도 모르고 살아 왔습니다.
나는 하는 일도 없고, 그저 일이라고는 늘 내 자식들 잘 되기를 바라는 것 밖에 없습니다. 하지만 그것도 신경성인지, 3~4일에 한번 꼴로 내과나 신경과 병원에 다녔습니다. 병원에서 말하기를 혈압도 높고, 당뇨증세도 있다고 하였습니다.
게다가 나이 탓인지, 팔·다리, 허리 신경통도 있고, 음식을 먹고 나면 어떤 때 소화도 잘 안되고, 관절염 증세도 있으니 한마디로 병이란 병은 다 지니고 살고 있는 기분이었습니다. 병원에서는 되도록 쉬라고 해서 집에서 TV 보는 일이 가장 큰 낙이었습니다. 아시다시피 할 일없거나 일 못하는 저같은 노인들에게 TV는 낙이요, 가장 좋은 친구입니다. 그런데 아침마다 건강 프로그램 시간에 보면 전부 내 병 같은 생각이 들어서 이 병원, 저 병원에 다니다 보면 하루에 몇 군데 병원을 다녔는지 모를 때도 있습니다. 그렇게 숱하게 다람쥐 챗바퀴 돌 듯 하고 나면, 나도 모르게 한번씩은 자식들에게 병원에 입원시켜 달라고 생 떼를 써서 종합병원에 입원을 하면, 내과 의사선생님은 신경정신과로 보내기도 했습니다.
병원에서 퇴원하고 나면 다시 동네 병원을 찾아 다니며, 이런 저런 병의 느낌이 오는 증상마다 모두 처방을 받아 약을 먹다보니, 한번에 먹는 약이 한 주먹씩이나 되고 약 만 먹어도 배가 부를 지경이었습니다.

그러다가 어떤 계기로 인연이 되어 정순근 초염력 연구원장님을 만나서 염력 지도를 받기 시작하면서는 차츰 약을 적게 먹게 되었고, 지금은 당뇨약 반 알 먹고 그 밖의 약들은 전혀 먹지 않습니다.

정원장님을 만나면서 일어났던 특별한 일이 한가지 있습니다. 병원에서 뼈 주사라고 하는 것을 한번 맞았는데, 그 때 갑자기 혈당이 너무 높아져서 눈 앞이 잘 보이지 않아서 대학병원에 가서 종합진단을 했지만 원인을 찾아내지 못하였습니다. 안과에 가니 원인을 알 수 없지만 큰 병원에 가서 수술을 해야 할 것 같다고 하였습니다. 갑자기 일어난 일에 정신을 차릴 수가 없었습니다. 다시 종합병원에 검사를 하니, 의사선생님은 원인은 알 수 없지만, 처방해 주는 약을 15일 동안 복용해 보고 나서 그 경과를 살피자는 것이었습니다. 원인도 모르고 병을 알지도 모르면서 무조건 약을 먹는다는 일이 선뜻 내키지 않았지만 그렇다고 눈이 잘 보이지 않는 상황에서…. 참으로 난감한 마음이었읍니다.

그 때 정원장님은 괜찮다고 하시면서 4~5일 지나면 좋아질 거라고 하셨습니다. 하지만 쉽게 믿어지지 않았습니다. '권위있는 대학병원의 의사들도 해결해 주지 못하였는데' 하는 생각들이 앞섰습니다. 하지만 정원장님은 '편하게 생각하시고, 나을 수 있다는 신념을 가지라'고 하셨습니다. 그러시면서 수술 만큼은 시간을 두고 잘 판단하시라고 하셨습니다. 불안한 마음에 병원에서 처방해 준 약은 지어 왔지만, 일단 정원장님을 믿겠다는 큰 결심을 하고 복용하지는 않았습니다. 며칠이 지나고 나서야, 당시 눈 앞이 보이지 않았던 증세가 뼈 주사약의 부작용으로 일어난 일이라는 것을 알았습니다.

아무튼 한국초염력연구원 정 순근 원장님을 만나 초염력 지도를 받은 이 후로는 건강한 나날을 보내고 있습니다. 그동안 여러 가지 일들이 많이 있었지만, 전부 다 기억하고 쓴다는 일이 78세인 나에게 참으로 힘드는 일입니다.

 사람은 힘들고 어려울 때, 도움을 받고 감사해 하지만 시간이 지나면 그런 일이 내게 일어 났는 지도 잊게 됩니다. 이 글을 쓰면서 '나 역시 마찬가지구나, 남 탓 할 일도 아니구나…' 라고 생각하며 나 자신을 반성해 봅니다.
 항상 감사하게 생각합니다. 어려운 일을 당한 사람들에게 좋은 일 많이 하시고, 원장님도 건강 하시고, 하시는 일 모두 잘 되도록 기도하겠습니다. 다시 한번 감사 드립니다.

11. 50년된 기침과 특이체질로 인한 알러지질환을 ESP - 초염력으로 회복하다

하 윤주, 여, 1946년 생

나는 다섯살 디프테리아로 모 대학병원에 입원한 적이 있었다. 그때는 어려서 나는 잘 모르는 사실이지만 부모님과 고모님으로부터 들은 이야기로는 키는 크지만 피부가 검고 살이 찌지 않고 뼈만 남은 상태가 되어 있어 "저거 어디 사람이 되겠나" 하며 다들 걱정하셨다고 합니다.

그 후유중인지 어려서부터 감기증세와 기침이 떠나지를 않았다. 특히 고통스러운 것은 초등학교 어린시절 수업시간 때 선생님이 교실에 들어설 때부터 기침이 나오기 시작하면 그치질 않아 창피스러움에다 매우 곤혹스러웠던 기억이 생생하다. 그 당시 병원에 가서 여러 검사와 치료를 받았지만 병원에서는 '특별한 이상은 없는데 다만 특이 체질이라 그런 것같다.' 하면서 '평소 목을 따뜻하게 해주라'는 처방과 함께 정기적으로 약을 복용하였다.

하지만 약을 먹어도 별다른 차도는 없었다. 1년 중에서도 특히 내가 태어난 생일 달인 음력 12월부터 이듬해 봄 4월까지는 마치 연중행사처럼 특히 심하였다. 기침이 시작되면 30분 이상 지속되어 옆에 있는 사람들이 오히려 힘들어 할 정도였다. 물론 병원에서 처방해주는 약은 꼬박꼬박 복용하였지만 차도는 없었다. 성장하여 사회생활을 하면서 몸에 이상이 느껴지는 것을 발견하게 되었다. 무려 50여 년을 지속적으로 복용한 각종 약물로 인한 탓인지 소화불량에다 만성피로, 게다가 항상 미열이 있는 증세와 더불어 몸이 나른해지는 것이었다. 더욱이 매우 신경질적인데다 매사 예민한 성격도 있었다. 그러다보니 참으로 어려운 나날 속에서 생활하게 되었다.

2000년 3월 경, 가족들의 성화에 못이겨 한방병원에 가서 진찰을 받은 결과 기(氣)가 허(虛)하고, 약한데다 혈액순환도 안된다하면서, 오장육부를 튼튼하게 하는 약을 복용하라' 는 처방을 받았습니다. 그후 무려 다섯재의 약을 달여서 지속적으로 복용해도 아무런 차도가 없었습니다.

설상가상으로 2005년 정초에 신수를 보는 곳에서 '금년 해를 못 넘기는 건강 운이라' 는 청천벽력같은 말까지 듣게 되면서 항상 건강이 염려되고 신경까지 쓰고 있었습니다. 2005년 6월 어느날, 사업상 후배의 부탁으로 해운대에 가게 되었습니다. 그곳에서 우연히 게시판에 붙은 초염력 강좌 안내 포스터를 보게 되었습니다. 그런데 그 순간 이상한 현상을 느끼게 되었습니다. 포스터를 보고 있는 순간 포스터에서 부착되어 있는 마크에서 마치 빛의 에너지가 돌아가는 것이 보이면서 그 순간 머리 아픈 것이 사라지고 무언가 머리가 맑아지고 몸도 가벼워지는 것을 느꼈습니다. 하도 이상하여 그 내용들을 자세히 읽어 본 후 한국초염력연구원에서 주최하는 초염력 ESP 강연회장에 참석하였습니다. 당일 강연회 장소에서 참석한 모든 사람들에게, 정순근 원장님께서 염력을 주는 시간에 나는 열심히 정성껏 염력을 받고 강연장을 걸어 나오는 순간 내 몸이 마치 부-웅 뜬 것처럼 가볍고 날개가 달려 날아갈 듯이 부드러움을 느끼는 동시에 최상의 희열을 체험하였습니다. 너무나 신기하고 기이한 현상을 체험한 나는 다음날 한국초염력연구원을 방문하여 초염력 회원으로 가입하고 책도 한 권을 더 구입하여 후배에게 초염력 책을 선물 하였습니다.

   2005년 7월, 회원 가입 시 선물로 받은 초염력 테이프를 매일 열심히 듣고 염력 건강 썰을 열심히 활용하였습니다. 회원 가입 후 매주 화요일 초염력 강의에 참석하여 염력을 받은 후부터는, 신기하게도 50년간 나를 괴롭히던 기침이 해결되고, 특이체질로 피부를 손으로 긁으면 심한 두드러기가 나타나던 현상도 사라지고, 위장질환 위염 소화불량 고혈압 증세도 정상을 되찾았습니다. 지금은 그동안 제대로 못 먹던 밥도 잘 먹고, 소화도 잘되고 체중도 정상이며, 잠잘 때 바로 누워서 잠을 잘 수 있으며, 최상의 컨디션을 지니고 있습니다.

   초염력으로 인하여 내 마음을 편안하게 변화 시킬 수 있게 된 염력의 에너지에 큰 감사드립니다. 한국초염력연구원의 무궁한 발전을 기원합니다.
   고맙습니다.

정해년 정월에

12. 두통 불면증 위장병 허리 다리통증을 수술없이 초염력으로 해결

백 동연, 여, 1934년 생

안녕하세요.

감사하는 마음으로 초염력을 체험한 내용을 몇 자 적어봅니다. 나는 젊어서부터 항상 배가 차고 위장이 좋지 않아 설사를 자주하는 편이며, 계단을 오르 내릴 때 보행이 매우 불편하고, 허리와 다리 무릎 관절은 가만히 있어도 아팠습니다. 몸 상태가 좋지 못하거나 좀 무리를 했을 때는, 밤에 잠잘 때 발에 통증과 함께 쥐가 내려서 잠에서 깨어나는 것이 다반사였습니다. 자다 일어나 더 이상 잠을 잘 수 없는 고통은 당해 본 사람 만이 알 것입니다.

옆에서 보는 가족들과 큰 딸의 말로는, 저에게 몸살 기운이 올 때 머리부터 아프면 감기와 재채기가 심하게 일어났다고 합니다. 이때 한 번 시작하면 얼마나 심하게 하는지 그치지 않고, 게다가 평소 화를 자주 내는 편이며 불면증이 심하다고 항상 지적하곤 했습니다.

당시 부산에 살고 있는 큰 딸이 중앙동에서 청국장 식당을 하고 있었습니다. 어느날 단골로 오시는 손님 중 한 분이신 부산지역 모 방송국에 근무하셨던 채국장님께서 한국초염력연구원 정순근 원장님을 소개하여 2002년 9월에 초염력을 알게 되었습니다. 그날 이후 정순근 원장님이 알려주는 대로 불편한 부위에 초염력 건강씰을 붙이고, 또한 수시로 초염력 테이프를 열심히 들었습니다. 믿기지 않은 일이지만, 초염력 건강씰을 아픈 부위에 아무데나 붙여도 신통하게도 효과가 있는것을 알게 된 후 가족 모두 초염력 열성 팬이 되었습니다.

 지금은 식성도 많이 변해졌으며, 위장이 편안하고 음식도 잘 먹고, 잠도 잘 자며, 다리도 가볍고 걸음도 잘 걷고해서 이렇게 건강해진 내 모습을 자식들이 좋아하는 모습을 볼 때 새삼 깊은 감사를 드립니다.

 사실 한국초염력연구원 정순근 원장으로부터 염력을 받게된 동기 가운데 가장 큰 이유는 부산의 모 종합병원에서 무릎관절 수술을 예약해 놓은 상태에서 수술에 대한 두려움과 함께 평소 나를 괴롭혀 온 여러 질환들의 고통으로부터 벗어나고 싶었기 때문이었습니다. 그런데 처음 초염력을 접하였던 날 저녁 불과 몇 십분 지나지 않아 온몸이 편안함을 느낄 수있었을 뿐 아니라 계단을 오르 내리는데 무릎 관절의 통증이 사라진 것이었습니다. 그날밤 내내 편안하게 잠을 잔 뒤 혹시나 하는 마음에 다음날 아침 예약했던 수술을 취소하였는데 지금까지도 큰 어려움없이 잘 지내고 있는 것입니다.

 나의 건강을 되찾아 주신 한국초염력연구원 정순근 원장님에게 다시 한 번 감사드립니다.

13. 목 디스크를 수술 전날 회복하다

부산 거주, 김 정희, 여, 1941년 생

저는 남편을 일찍 여의게 되어, 시장통에서 삯바느질로 자식을 키우면서 생활하고 살아왔습니다. 나이가 들면서 일을 무리하게 한 것이 결국 목부분에 이상이 생겨 오랫동안 병원을 다니면서 약을 복용하였습니다. 세월이 흘러도 목의 통증은 해소되지 않고 약을 먹어도 그 순간 뿐이었습니다.

1988년 어느날, 날이 갈수록 목이 아픈 증세는 결국 어깨를 타고 내려와 팔에 마비증상이 생기더니, 마침내 옷깃만 스쳐도 팔이 아파 아무런 활동을 할 수 없는 지경에 까지 왔습니다. 그래서 병원에 입원하여 정밀검사를 받아 본 결과, 목 디스크라는 것이었습니다. 담당의사는 상태가 매우 악화되어 있으니 당장 수술을 해야 한다는 것입니다.

입원해 있는 동안, 수술 날짜를 잡았습니다. 수술 전날인 어느 일요일 서울에 거주하던 오빠께서 문병을 왔습니다. 서로 이야기를 나누던 중, 오빠는 서울에서 들은 이야기라며, 부산에 있는 초염력 연구원의 정 순근 원장님은 불치의 병에 걸린 사람들을 많이 구해주었다고 하는데, 이왕이면 수술을 안해도 되는 방법이 있으면 그 방법을 강구해 보는 것이 어떻겠느냐고 제의를 했습니다.

사실 하루벌어 먹고 사는 처지에 수술비용도 걱정되지만, 그보다도 만에 하나 수술 후유증이라도 발생하면 어쩌나 하는 생각이 들었습니다. 병원에 입원해 있는 동안 여러 사람들이 문병와서 하는 이야기도 그렇고 같은 환자들의 경우를 보아도 걱정되는 부분이 한 두가지가 아니었습니다.

곰곰히 생각한 끝에 정원장님을 만나보기로 결심하고 오빠에게 연락을 부탁드렸습니다. 마침 정원장님이 부산에서도 가까운 곳에 계신다면서 곧장 오셨습니다. 병실에 들어오신 정원장님은 그동안의 경과 등을 여쭈어 보시더니 편안히 누운 자세를 취하라고 하셨습니다. 하지만 저는 몸을 주무르거나 비틀거나 하여 통증이 심하게 오면 어쩌나 하는 조마조마한 마음으로, 피부만 스쳐도 통증이 오니 제발 몸은 건드리지 말고 좀 떨어져 계시라고 하였습니다.

정원장님은 몸에는 절대로 손대지 않으니 안심하시고, 그저 편안한 자세로 바로 누워 있으라고 하셨습니다. 그리고는 '지금부터 생각으로 아픈부위에 힘을 빼고 다시한번 편안한 마음으로 자세를 가다듬고, 「내 아픈 부위를 부드럽게 해주십시오」라는 염원을 하라'고 하셨습니다. 그리고 나서 저에게 염력을 보내 주셨습니다. 한 5분 쯤 지나자 몸에서 이상한 반응이 일어나기 시작하였습니다. 가만히 누워만 있어도 온몸이 쑤시고 아팠는데, 갑자기 온몸에 열이 나는가 싶더니 땀이 촉촉히 나면서, 마치 얼음 녹듯이 통증이 풀려 나가는 것 같은 느낌이 왔습니다. 그동안 손가락 하나 움직이기도 힘들었는데, 가만히 주먹을 쥐어보니 신기하게도 아무런 통증 없이 주먹이 쥐어지는 것이었습니다. 게다가 조금 전까지만 해도 팔을 전혀들지 못하였는데 팔이 저절로 들어 올려지는 것이었습니다.

나 자신도 신기하고 놀라웠지만 옆에 있던 오빠와 병실의 환자들 까지도 신기해 하였습니다. 정원장님은 '지금도 계속 좋아지고 있으니 계속 아픈 부위를 좋아지게 해 달라고 염원하라'고 하시며, '아픈부위에 마음으로 힘을 빼라'고 하셨습니다. 그런 후 조금 전에는 반 정도 밖에 올릴 수 없었던 팔이 번쩍 들려지는 것이었습니다.

세상에…. 불과 10분 전까지는 옷깃만 스쳐도 통증으로 괴로워 했는데, 약을 먹은 것도 아니고 내 몸 어느 부위에 손을 댄 것도 아닌데 이럴 수가. 도저히 믿어지지 않는 일이, 마치 내게 기적이 일어난 것과 같았습니다. 물론 목도 아무런 통증없이 자유롭게 움직여지는 것이었습니다. 심한 목디스크는 말을 하기만 하여도 몸의 울림으로 통증이 오는데, 아무런 걸림없이 말하고 움직여지는 것이었습니다. 그 순간 너무도 감사하고 고마운 나머지 저도 모르게 눈물이 흘러 내렸습니다. 정원장님은 아직 몸이 다 회복한 것이 아니기 때문에 계속 안정하면서 당분간 염력지도를 받고, 자연건강법을 꾸준히 활용하여야 한다고 하셨습니다. 그리고는 수술 여부는 본인이 알아서 판단하라고 하셨습니다. 하지만 그 당시 제가 생각할 때에는 지금의 정도라면 굳이 수술하지 않아도 되겠다는 판단이 섰습니다.

결국 가족들과 상의한 끝에 다음날로 예정되었던 수술을 취소하고 그날 퇴원하였습니다.
퇴원 후 2~3개월 간 꾸준히 초염력과 자연건강법을 열심히 지도 받았습니다. 제가 초염력과 자연건강법을 체험한지 벌써 15년이 흘렀고, 지금도 서면에서 바느질과 관련한 한복짓는 일을 하고 있습니다만, 그 동안 한번도 예전과 같은 통증이나 불편함없이 건강하게 생활하고 있습니다.
이 지면을 통하여 다시 한번 한국초염력연구원 정 순근원장님에게 감사드립니다. 저에게는 평생 동안 잊을 수 없는 생명의 은인과도 같으니까요.

14. 목 디스크와 허리 아픈 것을 회복

부산 수영구 거주, 오 동록, 1952년생

저는 부산에서 미용재료를 납품하는 업종에 종사하고 있습니다. 평소 무거운 짐을 운반하고 다니다 보니, 결국 허리와 목 부위에 디스크가 발생한데다 좌골신경통까지 있어서 큰 고생을 하고 있었습니다. 그 때문에 운전하는데도 여간 불편하지 않았습니다. 어느날 사무실이 있는 부산역 앞에서 동래 방면으로 납품을 가던 도중, 차 안의 라디오에서 부산 MBC문화방송을 통하여 초염력에 관한 건강 강좌를 듣게 되었습니다. 내용을 들으니, 방송진행 중 전화상담을 하면 전화로 초염력을 전하여 아픈 부위를 편안하게 해 준다는 것이었습니다. 정말 귀가 번쩍 뜨이는 내용이었습니다. 하지만 당시 운전 중이라서 전화로 연락할 처지가 못되었습니다. 안타까운 마음으로 방송을 듣고 있었는데, 이번에는 혹시 지금 전화 연결이 되지 않거나 전화를 하기 어려운 상황에 계신 청취자들은, '지금 그대로 편안한 자세에서 하는 일을 그대로 하면서 잠시 자신의 소원을 생각한 후, 소원을 잊고 하는 일에 열중하라' 고 하였습니다.
 그래서 저는 혹시나 하는 마음에 차를 길가에 대어놓고 그대로 따라 했더니 갑자기 이상한 느낌- 마치 더운 기운이 몸 안으로 스쳐 지나가는 듯 하더니, 몸의 통증이 사라지고 편안해졌습니다. 목을 돌려 보아도, 다리를 움직이고 허리를 구부려 보아도, 조금 전까지도 아프던 곳이 갑자기 편안해진 것이었습니다.
 정말 신기했습니다. 그 뒤 한국초염력 연구원의 연락처를 알게 되어 전화상담을 통하여 여러가지 도움되는 지도를 받았습니다.
 당시 좋은 프로그램을 만들어 주신 부산 MBC문화방송 관계자 분들께 감사드리며, 정 순근 원장님에게도 감사드립니다.

15. 심장 홧병을 고치다

경남 함양, 장순자, 여, 1956년 생

저는 경남 함양에서 목욕탕을 운영하고 있습니다. 1997년 IMF사태 당시, 남편은 건설회사를 운영하고 있었는데, IMF이후로 남편의 사업은 물론 본인이 운영하던 목욕탕 경영에도 그 여파가 미쳐서 많은 어려움이 있었습니다.

어려운 사태를 맞이 하다보니, 이런저런 일들로 신경을 많이 쓴 탓인지 가슴에 화가 차서 매우 고생하였습니다. 까닭없이 머리가 굉장히 아프거나, 열이 많이 나는 증세로부터, 갑자기 온 가슴이 꽉 막힌듯 답답해 지기도 했습니다. 심지어는 앞이 막혀있는 장소에 있거나, 조금이라도 협소한 곳에 있으면 표현하기 힘들 정도로 답답함을 느꼈습니다. 어떤 경우에는 양쪽 어깨가 뭉친듯한 느낌이 오면서, 갑자기 화끈거리고 열이 나니 답답한 마음은 이루 헤아릴 수 없었습니다.

밤에 자다가도 왠지 갑갑하다고 느껴지면, 밖으로 나가 바람을 쏘이고 나서야 잠을 제대로 들 수가 있었습니다.

어느날 남편으로부터 동창생이라며 한국초염력연구원 정 순근 원장님을 소개해 주었습니다. 이야기 끝에 초염력이라는 특별한 요법이 있음을 알게 되었고, 염력지도를 받았습니다.

염력지도 후 수년 간 나를 괴롭혀 오던 화는 어느새 사라지고, 지겟짐이나 진 것처럼 늘 무거웠던 어깨가 거짓말처럼 편안해졌습니다. 그리고 두 차례나 당하였던 교통사고로 오른쪽 다리 대퇴부와 발목이 늘 불편 했었는데, 염력지도와 '건강 썰'을 사용하고 난 후 지금은 매우 편안하게 활동할 수 있게 되었습니다.

늘 감사한 마음으로 생활하고 있습니다.

16. 은주사에 오신 약사여래불

강원도 춘천시 효자 1동, 홍 순자, 1942년 생

평소 다니는 춘천 은주사에서 특별한 초청강연이 개최된다고 해서 갔습니다. 내용은 초염력에 관한 것이었습니다. 신도들이 모인 법당에서 건강에 관한 강연을 마친 후, 정원장님의 초염력 활용에 대한 시범을 보여 주시겠다며 몸이 안좋은 분들은 나오시라고 하셨다. 신도들이 조금 머뭇거리는 표정을 하자 먼저 주지스님께서 나가셨다. 스님은 평소 다리를 펴는 것이 잘 안된다고 하셨는데, 정원장님의 염력지도를 받으신 뒤 매우 편안해 졌다고 하셨습니다. 신기하기도 하고 혹시나 싶어서 저도 염력지도를 받았습니다.

저는 평소 소화불량 증세가 있어서 식사를 하고 나면 늘 속이 쓰리거나 더부룩한 느낌이 있었습니다. 게다가 7년 전 우연히 넘어지면서 왼쪽 팔의 인대가 늘어나는 사고를 당했는데, 3년 전에 그 부위를 다시 다쳐서 늘 불편했었습니다. 그리고 왼쪽 눈의 눈물샘이 막혀서 늘 고생하고 있기도 했습니다. 염력지도를 받은 후, 우선 눈물샘이 막혀 고생하던 것이 많이 호전된 것을 느낄 수 있었습니다. 시간이 지나면서 그동안 몸의 좋지 않았던 부분들이 많이 호전되었습니다. 그 후로도 전화로 염력지도를 받으면서 '건강 씰'을 사용하였더니 더욱 눈에 띄게 좋아지는 것을 느낄 수 있었습니다.

정원장님이 은주사에서 염력지도를 하신 뒤에 여러 신도들이 좋아졌다는 이야기를 하였는데, 그 중에서 몇가지 만 소개드립니다.

1. 은주사에서 염력지도를 받으면서 초염력을 가족에게 대신 전하였는데, 특히 아토피성 피부염으로 고생하던 손녀가 그 후로 나았다고 함.

2. 평소 늘 어깨가 아프고 불면증이 있었는데, 염력지도 후 어깨도 좋아지고 잠도 잘 잔다고 함.

3. 관절염 증세로 무릎을 구부리지 못하는데다 늘 땡기고 아파서 고생을 했는데, 많이 호전되었다고 함.

4. 평소 어깨와 팔이 아파서 팔을 들지도 못하였는데, 두가지 모두 다 호전되었다고 함.

5. 어깨와 허리, 다리가 아파서 고생했는데 거의 불편함이 없어졌다고 하면서, 정원장님을 '살아있는 약사여래불'이라고 호칭함.

17. 초염력으로 해결된 여자들 만의 고통

부산 온천 2동, 권 영수, 여, 1955년 생

텔레비전에 나오는 많은 광고들 가운데서도 유달리 '진통제' 선전 광고에는 반드시 여성 모델이 등장하는데, 그것은 그만큼 여성들만이 겪는 남 모르는 고통이 많다는 설명일 것입니다.

저는 남편과 함께 농산물 도매업을 하는 관계로, 매일 새벽부터 저녁까지 한 눈 돌릴 새 없이 바쁜 나날을 보내고 있습니다. 그러다 보니 편두통과 어깨결림을 비롯하여 여성들만이 겪는 통증을 자주 겪어 왔습니다.

어느날 남편의 소개로 초염력연구원을 알게 되어, 정 순근 원장으로부터 초염력 지도를 받고, '건강 씰'과 '생활 씰' 등을 사용하게 되었습니다. 그 후로부터 평소의 통증들에서 해방되어 말할 수 없이 편한 나날을 보내고 있습니다. 더욱이 황금색 '생활 씰'들을 가게와 집안 등에 부착한 이후로 사업은 계속 안정세를 유지하면서 가족들의 건강과 화목도 남부럽지 않은 상태입니다.

비록 이해할 수 없는 초염력의 세계이지만 누구에게나 행복을 전해준다는 것이 그저 고마울 따름입니다.

18. 새로운 소리의 세계

정 현정

　초염력이 무엇인지도 모르지만 평소 이러한 세계에 많은 관심을 가졌던 저는 오빠와 함께 ESP - 초염력 강연장에 참석하게 되었습니다.
　강연을 하시는 분의 설명을 듣고 나니 어느 정도 ESP - 초염력에 대한 이해를 할 수 있게 되었고, 또 강연장에서 여러 분들이 '좋아졌다', '나았다' 하는 것을 보니 신기하기도 했습니다.
　많은 신기한 체험 속에서 강연이 거의 끝나갈 무렵, 저도 수년 전부터 전혀 들리지 않던 왼쪽 귀가 나았으면 하는 바램으로 초염력의 힘을 받아보았습니다. 몇 분쯤 지나자 무념의 상태에서 갑자기 저의 들리지 않던 왼쪽 귀에서 조금씩 소리가 들리기 시작했습니다. 도저히 믿기지 않고 신기하기만 한 사실에 감격하여 저도 모르게 눈물이 났습니다.
　며칠 후부터는 옆사람과 대화를 편안히 할 수 있었습니다. 현대 의학조차 해결하지 못하였던 저의 왼쪽 귀의 난청을 초염력이 해결해 준 것에 대해 큰 고마움과 감사를 드립니다.

17. 오오사카에서 온 편지

일본 오오사카 거주, 권 영순, 여, 1927년생

저는 일본 오오사카(大阪)에 살고 있습니다. 내 나이는 예순 일곱인데 친정어머니(당시 93세)가 한국 부산 초읍에 살고 계십니다. 그래서 어머니 살아 생전에 한번이라도 더 보고싶어 1994년에 5일 간의 일정으로 부산으로 갔습니다. 보고싶은 어머니를 만나 기쁘기도 하였지만 막상 이제 마지막 뵙는다고 생각하니 슬픈 마음이 앞섰습니다.

한국에서 친정 어머니와 같이 있는 시간은 너무도 빨리 지나갔습니다. 조금 전에 막 도착한 것 같은데 되돌아가야 할 시간이 코 앞에 다가왔습니다.

일본으로 돌아오기 전 날, 우연히 정원장님을 만나 뜻밖의 행운을 만났습니다. 이날 저는 함께갔던 사람들과 합동으로 축복과 같은 초염력 지도를 받았습니다. 초염력 지도를 받는 순간, 내 몸에서는 알 수 없는 전율과 같은 느낌이 일면서, 갑자기 다리를 비롯한 몸이 부드러워지더니 쉽게 앉을 수 있게 되었습니다.

나는 여러 사람들이 보는 앞에서 앉았다 일어섰다를 계속 반복하면서, 나를 위해 축하의 박수를 쳐달라고 소리쳤습니다. 그리고 내 몸은 교통사고의 후유상애로 평생을 무릎을 구부러 앉지 못하는 장애인이라는 진단을 받았는데, 오늘 이곳에서 나에게는 마치 기적같은 일이 일어났다고 소개하였습니다. 함께한 사람들의 환호를 받으며 그 감사함을 큰 절로 답했습니다. 마치 '저도 이제 큰 절을 할 수 있습니다' 라고 확인 하듯이.

친정으로 돌아와서 어머니에게도 큰 절을 올렸습니다. 너무도 놀라워하며 기뻐하시는 고령의 친정어머니에게 살아 생전의 어쩌면 마지막이 될지도 모르는 큰 절이지만 기쁜 마음으로 올렸습니다.

　조상님과 부모님을 공경하면 자다가도 큰 복을 받는다는 옛말이 현실로 나에게 다가온 것이 꿈만 같았습니다. 초염력을 통한 초상현상을 체험하게된 것은 저에게 평생 잊지 못할 기적과 같은 일이었던 것입니다.
　나에게 장애를 벗어나 새로운 인생의 축복을 전해주신 정순근 원장님께 큰 감사를 드립니다.

18. 자궁혹 수술 후유증이 완쾌되다.

창원시 중앙동, 배 재순, 1941년 생

저처럼 환갑 나이가 된 여성 분들 대부분이, 먹고 살기가 바빠서 몸에 이상이 있어도 그냥 지나치기 쉽습니다. 아마 해방의 소용돌이와 6·25동란과 같은 큰 격변기를 거치고 살아온 데다가 가난한 살림살이를 극복해 나가는 것이 더 힘들었기 때문입니다. 저 역시 몸에 어느 정도 이상이 있어도 그저 약이나 사먹기만 하지 병원을 드나들 엄두를 내지 못하고 살아왔습니다.

10년 전 어느날, 아무래도 아랫배 부분이 심상치 않음을 느낄 수 있었습니다. 그동안 약을 사먹는 것으로 지나쳤는데, 스스로 느끼기에도 큰 이상이 있다는 생각이 들어서 마침내 종합병원을 찾아가서 진단을 받아보니, 자궁에 심각한 이상이 있다는 것이었습니다.
 암은 아닌 것 같은데 혹이 너무 커져 있는데다, 악성이어서 수술을 한다해도 큰 위험 부담이 있다는 것이었습니다. 순간 눈 앞이 캄캄해 졌습니다. 남편 뒷바라지 하랴, 아이들 기우랴 정신없이 살아왔는데, 이제 막 오십줄에 드는 나이에 이게 무슨 날벼락인가 싶었던 것입니다.

 결국 위험부담을 무릅쓰고 원자력 병원에서 수술을 받았습니다. 수술은 무사히 마쳤지만 그 후유증은 의외로 심각하게 저를 괴롭혀 왔습니다. 거의 온몸이 마비된 상태처럼되어 제대로 움직일 수가 없었습니다. 게다가 수술 부위가 늘 땡기고 아픈데다가 몸도 항상 얼음장처럼 차가운 상태였습니다. 그리고 주기적으로 몸 전체가 마비증상이 올 때는, '이대로 죽어가는가 보다' 라는 생각 뿐이었습니다.

그러던 어느날 남편이 신문에서 보았다며 초염력으로 몸을 회복할 수 있다는 것이었습니다. 남편은 제가 그동안 가족들 뒷바라지 하느라 병을 키웠다고 생각하신 분이니, 무슨 방도만 있으면 낫게 하려고 노력하셨습니다. 하지만 저는 '초염력으로 무얼 어떻게 하는건지는 모르겠지만 현대의학도 해결해 주지 못하는데…' 라는 생각이 앞서 있었습니다.

초염력 특별강연은 창원 모 신문사 후원으로 창원 KBS홀에서 있었습니다. 강연을 마친 뒤, 남편은 '건강 씰' 을 구입했다며 수술한 부위에 붙이고 좋아지게 해 달라고 소원을 빌어라고 하였습니다.

처음에 저는 코웃음을 쳤습니다. 그동안 약값으로 수 백만원을 써도 안되는 병이 무슨 스티커 몇 장으로 해결될 수 있다는 건지…. 그러면서도 혹시나 하는 마음으로 시키는대로 하였습니다. 한번에 4~5매를 몸에 붙였는데, 30장 남짓한 '건강 씰' 을 무려 4개월 동안에 걸쳐 사용하였습니다. 붙인 것이 며칠 지나서 떨어지면 다시 붙이곤 하면서 귀하게 사용하였습니다.

어느날 남편이 "당신 몸이 따뜻해졌다"며 놀라시는 것이었습니다. 그러시면서 "아마 강연할 때 몸에 태양의 열같은 것을 느끼게 되면 낫는다더니 그런 현상이 온 것 같다"는 것이었습니다. '건강 씰' 을 사용한지 4개월, 제가 생각해도 그동안 몸에 변화가 있다는 느낌이 있었습니다. 그동안 아무런 약은 사용하지 않았는데도 말입니다. 그래서 다음날 백방으로 수소문 끝에 당시 부산에 있던 한국초염력연구원 사무실을 찾아갔습니다. 자세한 상담을 해보니 내 몸이 회복되고 있다는 확신을 가질 수 있었습니다.

다음 날부터 저는 창원에서 부산까지 매일 도시락을 싸들고 초염력연구원으로 출근을 했습니다. 몸이 완전히 회복된 것은 아니었지만, 점차 좋아지고 있다는 것을 느낄 수 있었는데다가 초염력에 대한 확신이 있었기 때문이었습니다. 그렇게 6개월 간을 출퇴근을 한 어느날, 무작정 다녀서 해결될 일이 아니라 생각되어 회원가입을 하고는 특별 송념을 부탁드렸습니다. 특별 송념을 받은 날, 집으로 돌아오는 길에 문득 지금까지 수술한 부위에서 나타나던 이상현상이 사라진 것을 느낄 수 있었습니다. 그동안 늘 수술부위가 자주 뭉글거리거나 결리곤 해서 늘 신경이 쓰였는데, 전혀 그렇지 않은 것이었습니다. 처음에는 일시적인 현상이려니 생각했는데, 그날 이후로는 전혀 특별한 이상이 없었습니다.

이후로 10년이 지난 지금, 저는 몸을 거의 회복하여 가사에 충실하고 있습니다. 초염력은 절망에 빠져 있었던 저와 저희 가족들에게 큰 희망이요, 구원이었습니다.
항상 감사하는 마음 잊지 않고 있습니다.

19. 병원 MRI 촬영 결과, 신경·인대 절단되어. 움직이거나 들지 못한 팔, 초염력으로 해결

경남 함양거주(축산업, 농업), 노 기창, 남, 1951년생

2009년 10월 중순 경, 제가 키우는 소들이 있는 축사를 돌아 보다 문득 축사 담장이 부실하여 막 무너지는 순간을 발견하였습니다. 마침 그 담이 무너지면 그 곁에 있던 송아지가 깔려 죽을 상황이어서, 송아지를 구하기 위해 접근 하는 순간, 어미 소가 자기 새끼를 해치는 줄 알고 갑자기 나를 공격하였습니다. 이 때 저는 소뿔에 심하게 부딪히면서 허리, 등, 팔 어깨에 큰 부상을 당했습니다. 몸 전체가 성한 곳이 없을 정도로 몹시 아팠습니다. 특히 오른팔을 크게 다쳐 함양 모 병원에 가서 진찰을 받은 결과 대형병원으로 가야된다 하여 다음날 진주 모 전문병원에서 MRI 촬영 결과 "신경과 인대가 절단되어 움직이지 못한다." 는 진단을 받았습니다. 담당 의사는 우선 안정이 필요하니 입원을 해야한다고 하였습니다. 하지만 당시 제가 하고있던 축산일 때문에 당장 입원을 할 수없어 입원 을 위한 정리를 때문에 1주일 후에 수술하기로 예약하고 일단 집으로 돌아 왔습니다.

귀가한지 이틀 후 우연히 정순근 원장을 만나게 되었습니다. 이 때 저의 상황을 이야기들은 정원장님은 우선 초염력으로 안정을 시켜 보자고 제안을 했습니다. 그래서 선뜻 승락을 하고 초염력을 받게 되었습니다. 초염력을 받고 나니 팔이 움직이기 시작했습니다. 조금 전까지만 해도 꼼짝할 수없던 팔이 서서히 올라가고, 움직인다는 것이 저로서도 믿기지 않은 일이었습니다. 불가능한 일, 도저히 믿을 수 없는 초상현상을 체험하게 된 것입니다.

신경과 인대가 절단되어 엄청난 통증과 함께 사용할 수 없던 팔이 마치 정상처럼 움직인다는 사실에 너무도 놀랐습니다. 하지만 한편으로는 이게 무슨 일시적 현상이거니 하고 생각하고 있었습니다. 이렇게 반신반의 하면서도 정순근 원장의 제안에 따라 병원 수술 예약일까지 5일동안 매일 염력을 열심히 받았습니다.

　수술 예정이 되어(2009년 10월말 경) 부산에서 사업을 하고 있던 아들과 며느리는 축사 관리를 위해 시골 농장에 오고, 저는 아내와 함께 입원준비(침구, 옷 등)를 해서 병원으로 갔습니다.

　수술직전 종합적인 검사를 실시한 결과 불과 일주일 전 검사 결과와는 전혀 뜻밖의 결과를 받았습니다. 재검사 결과 모든 것이 정상이라는 것입니다. 담당 주치의는 믿기지 않느냐는 듯이 제 팔을 이리저리 살펴보더니 현재로서는 수술하지 않아도 되니 일단 귀가하여 무리한 일을 하지 말고 문제가 있으면 다시 오라고 하셨습니다. 하지만 이후 저는 그 때 다친 팔로인하여 병원으로 갈 일은 발생하지 않았습니다. 정말 기적과 같은 일이 제게도 일어난 것입니다.

　그 후 나를 잊지 않고 지금까지 수시로 초염력을 송념해주는 待天 정순근 원장님께 다시 한 번 감사드립니다.

해/외/편

1. 미 남부 카운티연합 노동조합
L.A. 카운티 노동연맹 레이몬드 L 회장의 기적

성 태진(한미교류홍보사절단 단장)
(2002년 월드컵 성공 국민운동본부 부총재)

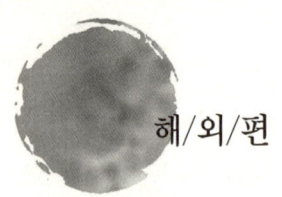
2001년 미국 L.A.에서 개최된 '제28회 한국의 날 축제' 재단으로부터 초청을 받아 방문을 하면서, 당시 한미교류 홍보사절단의 일행인 한국초염력연구원 정 순근 원장과 함께 방문하게 되었다. 그곳의 교민회 계무림 회장에게 정원장님을 소개하였다. 정원장은 그동안 건강과 관련한 많은 유익한 일들을 해 온 것을 잘 알고 있었기 때문이었다. 당시 계회장님은 정원장의 초염력에 대해서는 별 관심을 보이지 않았다. 하지만 나는 마음 속으로 자신이 있었다. 만약 단 한번 만이라도 정원장의 초염력 지도 현장을 보고 나면 마음이 달라지리라는 것을… .

그 때 함께 자리한 미 L.A. 남부 카운티 연합 노동조합 조합장이신 '레이몬드 L' 회장에게 정순근 원장을 소개하였더니, 오히려 그 분이 큰 관심을 표명하고 나의 말을 경청해 주었다. 그래서 즉석에서 건강체크를 받아 보실 것을 권유하였더니 쾌히 승락하였다. 이때 정원장님은 먼저 척추 상태를 자가체크하는 법이라며, 레이몬드씨에게 제자리에서 앉고 서게 하였다. 당시 레이몬드씨는 무릎을 거의 구부리지 못하였다.

레이몬드씨는 약 40년 전 군복무 당시, 오른쪽 무릎을 다쳤는데 제대한 이후에도 계속 상태가 좋지 않아 그간 무려 8차례나 수술을 받았었지만, 여전히 통증과 함께 보행에도 많은 지장을 받고 있다고 했다.

역시 병의 고통을 아는 사람이야말로 정원장님의 능력을 필요로 하는 법이었다. 레이몬드씨의 병력을 듣고 난 정원장님은 즉석에서 염력지도를 해 줄 수있다고 하였더니 레이몬드씨는 쾌히 승락했다.

레이몬드씨를 의자에 편안한 자세로 앉게 한 뒤 정원장님은 염력지도를 하였다. 약 5분 정도 경과한 뒤 정원장은 다 끝났으니 레이몬드씨에게 일어서고 앉아 보라고 했다. 레이몬드씨는 즉시 대퇴부와 장딴지가 거의 닿을 정도로 쉽게 앉는 것이었다.

갑자기 레이몬드씨기 '오 마이 갓(Oh my god!)'을 외쳤다. 지난 40년 만에 처음 이런 자세로 앉아 보았다며 뛸 듯이 기뻐했다. 물론 옆에서 보고 있던 계회장님 역시 어리둥절한 표정이었다. 그는 누구보다 레이몬드씨의 신체장애를 잘 알고 있었기 때문이었다. 이때 정원장은 아직 몇차례의 지도를 더 받아야 한다며 다음 날의 시간을 약속했다.

다음날 레이몬드씨는 만나자 마자 오른손 엄지 손가락을 보이며 '원더풀'을 연발했다. 오늘 아침 40년 만에 처음 조깅을 할 수 있었다며 최고의 찬사를 보내는 것이었다. 이날 레이몬드씨는 아주 진지한 자세로 정원장님의 표정을 살피며, 마치 지시만 바라는 사병과도 같았다. 의자에 편안하게 자리하도록 권유한 뒤 정원장님은 약 1미터쯤 떨어진 위치에서 어제처럼 염력을 전하기 시작했다. 3분 정도의 시간이 경과하자 '끝났습니다' 하며 또 일어서고 앉아 보라고 하면서 이번에는 팔도 올려 보라고 했다. 이번에도 역시 레이몬드씨는 '오 마이 갓'을 연발하면서 정원장님을 향해 '그대는 신'이라고 하면서 두 팔을 번쩍 들어 올렸다.

이때 레이몬드씨는 자신의 어깨 관절에도 문제가 있어서, 지난 25년 동안 팔 역시 자유로이 움직이지 못하는 상태로 지내왔는데, 자신도 모르게 두 팔이 번쩍 들렸다는 것이었다. 그때부터 레이몬드씨는 시키지 않아도 몇번이고 앉고 서고 하면서 팔을 오르내리곤 했다. 마치 재확인이라도 하듯이.

당시 함께 자리하고 있던 계무림 회장님께서도 믿기지 않는다는 듯이 놀라운 표정을 지었다. 계회장님은 그제서야 자신도 목 부분이 불편하다고 하며, 건강체크를 자진해서 부탁하는 것이었다. 역시 정원장님은 '건강 씰'을 계회장님의 양쪽 목에 하나씩 붙여 주었다. 그러면서 목을 만져보고 난 후 좌우로 움직여 보라고 하니 계회장님은 아주 쉽게 움직이며 통증도 없다고 하였다. 그러면서 '이거 황당하구먼' 하면서 감탄하는 것이었다.

이날 계무림 회장님은 감사의 뜻으로 성대한 저녁식사를 마련했다. 그러면서 주위의 여러 사람들에게 정원장을 소개하기 시작했다. 첫날의 반응과는 180도로 바뀐 것이었다. 열렬한 기독교인이신 계회장님으로서는 정원장의 능력을 이해한다는 것은 사실 힘든 일이었다.

　소개하자면 계회장님은 미국에서 엔젤선교회를 이끌어 오시면서, 매월 한국의 어려운 생활을 하는 소년소녀 가장들에게도 후원을 하고 있으며, 마약중독자들을 선도하기 위한 선교활동에도 적극적으로 나서시는 분이라 교민사회에서 많은 칭송을 받고 계신 분이다. 그러다 보니 성서의 가르침에 위배된다고 생각되는 일은 추호도 가까이 하지 않으시는 분이다.

　그러니 어찌 처음 정원장님의 능력들을 쉽게 받아들일 수 있었겠는가. 하지만 본인이 직접 보고 체험한 이상 믿지 않을 수 없었던 것이다. 이후 계회장님은 나와 정원장님을 비롯한 일행들이 L.A.에서 머무는 동안 아무런 불편이 없도록 해 주셨다. 지금도 그때의 배려에 대한 감사함을 잊을 수가 없다.

　일주일 뒤에 다시 만난 레이몬드씨는 덕택에 불편함없이 잘 지냈다고 말하며, 이번에는 얼굴의 한쪽 부분이 마비증세가 있어서 감각을 느끼지 못하고 있을 뿐 아니라 표정도 자유로이 나타낼 수 없다는 고백을 하면서, 그 부분도 나을 수 있겠느냐고 물어왔다. 정원장님은 밝게 웃으며 설명했다. 초염력이라는 것은 신체의 특정 부분의 병을 치료하는 약과 달라서 누구든 자신의 소원을 다 이루어 줄 수 있는 힘, 즉 에너지이기 때문에 가능하다고 했다. 그것은 인간의 짧은 지식이나 상식으로는 이해되지 않지만 바램이나 소원을 이루게 해 주는 무한 에너지라고 말했다. 그러면서 안면부 마비 증세를 지도한 경험이 이미 있었다며 시도해 보겠다고 하셨다.

　레이몬드씨를 편안하게 앉게 한 후, 정원장님은 염력을 보내며 '아~오~ㅁ' 하는 소리를 동시에 내었다. 마치 불교도들이 '오~ㅁ' 하면서 우주적 음성을 나타내는 듯 했다.

잠시 후 끝났다며 레이몬드씨에게 입과 얼굴의 근육들을 움직여 보라고 하였다. 그러자 레이몬드씨는 입과 얼굴을 좌우로 움직여 보고, 근육을 씰룩거리면서 손으로 꼬집어 보고 톡톡 두드려도 보더니, 역시 '오 마이 갓'을 연발하며 앉고 서고 하며 팔을 들기도 하는 것이 마치 악기를 복합연주하는 연주자와 같은 행동을 하였다. 그러면서 '감각이 되돌아왔다.'며 어린 아이처럼 기뻐했다. 그러더니 정원장님에게 한국으로 돌아가지 말고 여기서 자신과 함께 살자는 것이었다.

이후로 계무림 회장님과 레이몬드씨는 정원장님을 주위에 널리 소개하였다. 이로 인하여 정 순근 원장님은 무려 2개월 가까운 예정에 없던 일정들이 생겨나고 결국 귀국이 지체되었다. 정말 미안하고 미안하였지만 그로 인하여 교민 사회와 더불어 많은 사람들에게 새로운 희망과 행복을 선사해 주고 가셨다.

지금 생각해도 당시의 마음 벅찬 감동의 순간들이 생생히 떠오른다. 늘 건강하셔서 보다 많은 분들에게 더 많은 희망과 행복을 선사하시기 바라는 마음입니다.

2. 6·25전쟁으로 인한 요추장애를 50년 만에 완치

김 봉건(재미 6·25참전동지회 회장)

저는 재미(在美) 한인사업가협회 강 종민회장의 소개로 정 순근 원장님을 알게 되었습니다. 처음 강회장님이 소개하시면서, 이 분은 특별한 능력을 지니신 분으로, 그간 자신을 고생시켜 왔던 질환으로부터 회복시켜 주었을 뿐 아니라 자신의 아버님의 건강도 호전시켜 주신 분이라는 것이었습니다. 그러면서 혹시 건강상 불편한 것이 있으면 정원장으로부터 건강체크를 한번 받아볼 것을 권유하였습니다.

정원장님이 어떤 분인지 모르는 상태였지만, 강종민회장께서 특별히 소개하신 분이라 호감이 갔습니다. 그것은 지난 50년 간 나를 괴롭혀 오던 신체적 장애 때문이었습니다. 저는 한국에서 발생한 6·25전쟁 당시, 문산지역에서 북한군이 매설한 대전차 지뢰 폭발로 인하여 무려 15미터나 공중을 날아가 떨어지면서 척추를 비롯한 온 몸에 중상을 입고 약 3개월 간 기브스하였는데, 당시의 부상으로 상처는 치료될 수 있었지만, 허리가 고정되어 자유롭게 움직이지 못하는 장애를 당하고 말았습니다. 이후로 무릎은 물론 허리조차 제대로 구부릴 수 없는 상태가 되어서 남모르는 몸 고생은 물론이거니와 마음 고생 또한 말할 수 없었으며, 사회생활에도 많은 어려움이 있었습니다.

처음 만난 자리에서 저의 신체적 장애부분을 이야기드렸더니, 건강체크를 한 후 편안한 자세를 취하라고 하시더니 염력을 보내주셨습니다. 순간 무언가 시원한 느낌이 오는 것 같으면서 몸이 편안함을 느낄 수 있었습니다. 염력지도를 받은 후 다시 건강체크를 하였는데, 정말 기적같은 일이 나타났습니다. 그동안 무릎을 전혀 구부릴 수 없었는데 앉을 수도 있고, 허리도 어느 정도 유연하게 움직여 졌습니다. 나 자신에게 일어난 일인데도 믿어지지 않는 것이었습니다.

정말 희한한 치료(?)였습니다. 내 몸에 손을 대지도 않고 다만 염력을 보냈다고 하는데, 갑자기 이렇게 호전될 수 있다니. 정원장은 이날 처음 만났는데다가, 지난 20여 년간 합리적 사고만이 통하는 미국생활에 젖어있던 몸이라, 초염력으로 나의 병을 치유한다는 것은 상상도 할 수도 없고 믿기지도 않았습니다.
 하지만 당시 나를 장애의 고통에서 벗어나게 해 준 정원장님이야말로, 하나님께서 내게 보낸 '치병(治病)의 사자'로 믿게 되었습니다. 재미 6·25참전동지회 회장직을 맡고 있는 저로서는, 늘 동지들의 건강이 염려 되었습니다. 조국을 지키기 위하여 사선을 넘나들던 그들은 아직도 당시의 부상 후유증으로 고생 하시거나, 혹은 평균 75세가 넘는 고령으로 인하여 대부분이 몇가지의 질환으로 고생을 하고 있습니다. 그래서 이 놀라운 기적과 같은 혜택을 동지들과 나누어야겠다고 생각했습니다.
 발없는 말이 천리를 간다고, 어느새 동지들 사이에는 신비롭고 놀라운 정원장님의 초염력 지도가 단연 화제가 되었습니다. 그래서 저는 몇몇 동지들과 함께 정원장님을 보다 많은 동지들에게 소개하기 위해서 초청 건강강연회를 개최하였습니다.

당시 행사는 L.A. 한인타운에 있는 행사장인 JJ그랜드 호텔의 총지배인과 신문사의 큰 도움이 있었습니다. 이날 행사장에서 많은 분들이 정원장님의 지도를 받은 뒤, 결과에 대해 감격해 하며 거듭 감사를 드렸습니다.

 뒤늦은 인사이지만, 당시 귀국을 늦추어 가면서도 정성과 성의로 동지들을 보살펴 주신 정순근 원장님에 대하여 깊은 감사를 드립니다.

3. 일생의 육체적 고통을 해결해 주신 분

박 순길 여사(전, 여군단장)

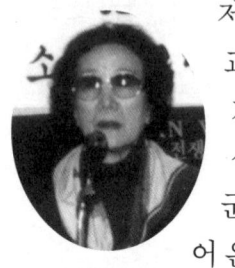
저는 6·25전쟁 당시 여군으로 논산훈련소에서 교관생활을 하였는데, 지프차를 타고 대전으로 가는 길에 타고 가던 차가 전복되는 바람에 부상을 입었습니다. 당시 일대를 지나고 있던 공군장교 일행이 우리의 사고를 목격하고 구해주어 온산 온천으로 후송되어 쉬게 되었습니다. 온천에서 하루를 쉬고 나니 몸이 편안해지는 것을 느껴 이후로 제대로 치료를 받지도 않고 다시 전선으로 향했습니다.

전쟁이 끝나고 세월이 지난 어느날, 출근 길에 빙판에 미끄러졌는데 이 사고로 약 1개월 반을 집에서 꼼짝 못할 정도로 고생을 했습니다. 이 두 사건의 후유증인지 그로부터 일어난 신체적 불편은 한 두가지가 아니었습니다. 우선 허리와 목부분의 디스크 증세와 더불어, 코로 냄새를 맡는 후각기능은 거의 상실하였으니 생활의 불편과 고통은 이루 말할 수 없었습니다.

그런데도 저는 평소 병원에 가거나, 약을 먹거나, 침 등을 맞는 것을 아주 싫어합니다. 그리고 없어서 못먹거나, 안 주어서 못 먹는 것 빼고는, 음식을 가리지 않을 만큼 아주 건강한 체질의 소유자입니다. 하지만 신체의 일부 기능들이 정상적이지 못하여 많은 고생을 하고 있었던 것입니다. 그러던 중 지난 2002년 10월, 재향군인의 날 미 서부지회 행사에 참여하였다가 정원장님의 특별 건강강좌를 통해서 초염력 치유법을 알게 되었습니다.

그래서 이 기회에 평소 고통받고 있던 부분들을 낫게 해야겠다는 생각으로 연락을 해서 상담을 받았습니다.

그런데 솔직히 말씀드려서, 처음에는 정원장님의 능력을 믿지 않았습니다. 비록 제 건강을 회복하기 위해서 연락은 드렸지만, 주사를 놓거나 침을 놓는 것도 아닌 데 어떻게 나를 회복시킬 수 있다는 것인가 하는 의심 뿐이었습니다.

처음 정원장님을 뵙고 건강체크를 받았을 때 대뜸 위장기능이 좋지 않은 것 같다고 하셨습니다. 하지만 저는 평소 음식을 먹고 소화시키는데에는 자신이 있었기 때문에 의아해 했습니다. 그때 정원장님은 '자가진단법'이라며 내 몸의 어떤 부위를 만져 보라고 하시면서, 다른 사람과 비교를 해 주시면서 상세히 설명을 해주셨습니다. 뱃 속에 어떤 응어리같은 것이 잡혀졌던 것입니다. 사실 내 몸의 이상부위를 나 자신도 모르고 있었던 것이었습니다. 순간 초염력에 대한 믿음이 생겼습니다.

초염력 지도를 받는 동안, 오직 정원장님이야말로 나의 병을 해결해 주실 분이라는 믿음으로 잘 따랐습니다. 당시 저는 오줌소태 증세로 1시간 이상 잠을 들지 못할 정도로 밤잠을 설치는 많은 불편함이 있었는데, 초염력 지도를 받고나니 신기할 정도로 잠을 편히 잘 수 있어서 너무 기뻤습니다. 그동안 10여회 정도의 지도를 받았는데, 지금은 생활하는데 거의 불편함이 없을 정도로 회복되었습니다.

정원장님은 병이 십년 되었으면 한달은 지도를 받아야 하고, 일년이 되었으면 일주일은 지도 받아야 한다고 했습니다. 그러시면서도 스스로 행할 수 있는 자가요법을 가르쳐 주셔서 이제는 저 혼자서도 해결할 수 있게 되었습니다.

정원장님으로 부터 지도를 받으면서 특별하다고 느낀 것이 많이 있었습니다. 그 가운데서 정원장님은 누구든지 무엇을 믿던, 그러니까 부처님을 믿던, 하나님을 믿던, '믿음이 중요하다' 는 것을 강조하셨는데, 그 말은 내게 감동으로 다가왔습니다. 그리고 길을 걷든 계단을 오르든, 항상 '내 좋지 않은 곳을 편안하게 해 주십시오.' 를 소원하라고 하셨습니다.

역시 믿음은 기적을 만드는 것이었습니다. 서서히 몸이 회복되어 가던 어느날 저녁, 나는 집에서 하나님께 기도를 하였습니다. '정원장님 처럼 위대한 분을 이역만리 이 먼 곳까지 나를 위해 보내주신 것에 대해 하나님께 감사드립니다' 라고.

아무튼 제가 살고 있는 미국사회에 수많은 교포들이 있고, 이 L.A.에만 해도 많은 교포들이 있는데 그 가운데서도 제가 특별히 선택받아 그동안 나를 괴롭히던 많은 질환들을 물리칠 수 있었습니다.

20대에 군에서 교통 사고로 다친 목과 허리의 후유증을 비롯해서 고령으로 인한 퇴행성 관절염, 귀에서 소리가 나는 이명(耳鳴)에다가 야뇨증까지 겹쳐서 밤에 잠도 제대로 못잘 정도로 힘들었지만, 정원장님을 통하여 건강한 몸을 다시 되찾게 된 것은 하나님의 큰 축복이요, 정원장님의 특별한 능력임을 믿고 있습니다. 특히 정원장님은 그런 치료를 하시고도 치료라는 표현을 하지 않으시는 것에 감동을 받았습니다. 치료는 병원에서 하는 것이지, 자신은 모든 사람들이 원하는 것을 원하는대로 될 수 있도록 안내해 주셨을 뿐이라는 것입니다. 참으로 이치에 맞는 말씀입니다.

어떤 종교를 믿던, 무엇을 믿던 자신이 믿는 것에 대해서 그것이 이루어질 수 있는 능력이 있다는 것에 대한 확신을 심어 주신 것에 대해서 특별한 감사를 드립니다.

4. 중풍의 후유증이 완쾌되다.

Lee. C.S, 미국 L.A.거주, 1928년 생

저는 평소 위장도 나쁘고, 머리 상태도 늘 맑지 않은데다가 중풍의 후유증으로 인하여 왼쪽 팔조차 마비상태에 있었습니다. 주위의 소개와 권유로 2002년 10월 L.A.에 있는 JJ그랜드호텔에서 개최된 초염력 강연회에 참석하게 되었습니다.

강연이 시작되고 얼마 지나지 않아, 정원장님께서 '현재 몸이 불편하신 분이 계시면 손을 들어보라' 는 말에 일어서서 저의 불편한 곳을 이야기 하였습니다. 그 순간까지도 저의 왼팔은 잘 올라가지도, 자연스럽지도 못한 상태였습니다.

정원장님이 시키는대로, '마음 속으로 아픈 곳이 좋아졌으면' 하고 바라며 숫자를 헤아렸습니다. 잠시 후 '지금의 상태가 어떠세요?' 라는 소리에 눈을 떠서 확인해 보아도 그렇게 썩 좋아진 것을 느끼지 못했습니다.

그리고 나서 다시 자리에 앉아 계속 마음 속으로 염력을 하고 있으니, 안내를 하던 회원 한 분이 옆에서 도와 주셨습니다. 그리고 나서 얼마 후 저의 팔이 제대로 움직여지고 손도 마음대로 움직여졌습니다. 너무도 신기해서 자청해서 강연장 앞으로 나가서 여러 사람들이 보는 가운데서 저의 상태를 확인도 시켜 주었습니다. 부드럽고 자연스럽게 움직여졌습니다.

저의 불편하던 몸이 완쾌되도록 좋은 기회를 만들어 주신 재미 6 · 25참전 동지회 김 봉건 회장님과 재미한인 사업가협회 강 종민 회장님, 그리고 좋은 강연과 훌륭한 능력을 전해주신 정 순근 원장님께 깊은 감사를 드립니다.

5. 뉴욕 백림사 신도들이 전해온 소식

지난 2001년 10월 미국 뉴욕에서 자동차로 2시간 거리에 있는 백림사 주지 혜성스님의 초청으로 백림사에서 ESP - 초염력을 지도하였다. 그 후 많은 분들이 감사의 편지 보내왔는데 그 가운데 몇몇 내용을 소개한다.

1.
약 30년 전부터 혓바닥이 갈라지는 증세가 있어서 음식을 제대로 먹을 수 없고, 말하기도 힘이 들었습니다. 그 동안 안 해본 치료가 없다 할 정도로 수많은 치료를 해도 소용이 없었는데 백림사에서 ESP-초염력 지도를 받은 후, '초염력 씰(건강 씰)'을 사용하고 나니 지난 30년의 고통에서 벗어날 수 있었습니다. 희망의 선물에 감사드립니다.

2.
언제부터인지 모르지만 몇 년 전부터, 눈이 침침하고 따갑고 아프기까지 해서 병원 치료를 많이 했지만 낫지않아 고생하고 있던 중, 백림사에서 ESP - 초염력 지도를 받고 난 후부터 눈이 부드러워지면서 밝아졌습니다. 믿을 수 없는 현상이지만 낫게해 주셔서 감사드립니다.

3.
저는 워싱톤 D.C.에 살고있는 두 자녀를 둔 가정주부입니다. 둘째 아이를 가진 후 부터 양어깨의 심한 통증으로 고생하고 있던 중에 ESP-초염력 강의를 듣고난 후, 염력테이프를 반복해서 계속 들었습니다. 어느날 부터 너무나 신기하게 어깨 통증의 고통이 사라지고, 너무 너무 편안하여 감사의 소식을 전합니다.

4.

저는 뉴욕에 살고 있습니다. 10년 전 부터 허리가 좋지 않은데다가 위장병이 있고, 다리도 불편하여 많은 고생을 하고 있었습니다. 그러다 보니 맛있는 음식을 대해도 먹고 싶다는 생각보다 소화를 잘할 수 있을까 하는 생각이 앞서고, 건물을 드나들 때 계단만 보아도 다리에 오금이 저려오곤 했습니다. 그러니 생활의 불편은 이만 저만 아니었습니다.

그러던 어느날 백림사 주지스님의 권유로 한국초염력연구원의 정 순근 원장님으로부터 초염력을 지도 받게 되었습니다. 그 날 이후 부처님의 가피가 함께 하셨음인지 아무런 불편없이 편안한 생활을 하고 있습니다.

정말 감사합니다.

5.

저는 백림사 개산 타종식 행사장에서 다른 신도들과 함께 참석하였습니다. 평소 다리 관절이 좋지 않아서 보행에 많은 불편이 있었는데 행사 후 초염력 건강 씰을 구입하여 다리에 붙였습니다. 그 후로 지금은 보행에 아무런 문제가 없습니다. 너무도 신기하고 기뻐서, 감사 인사를 드립니다.

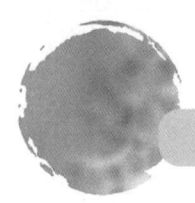

2000년도 미주지역 순회 강연회에서

 필자는 지난 2000년 6월 부터 7월 까지 한 달간과 그 해 9월 부터 11월 까지, 2회에 걸쳐서 미주지역 순회강연을 하였다. 당시 순회강연에서 ESP-초염력을 지도한 결과, 많은 체험사례와 함께 ESP초염력연구원 미주지부가 창설되기도 하였다. 당시 순회 강연과 개인적으로 만난 분들의 회복 사례들을 소개한다.

보행장애 등을 극복한 할머니

 L.A.에 거주하는 윤순자(당시 71세) 할머니는 1999년 1월에 좌측 무릎관절에 이상이 있어 수술하였다고 한다. 하지만 그후 보행장애와 더불어 제대로 앉거나 서지도 못하는 등 거동이 불편하였다. 더군다나 노환으로 방광염 증세와 신장 기능이 좋지 않아 몸이 자주 붓고 요실금이 있으며, 위장장애로 소화가 잘 되지 않는 등 복합적인 요인으로 늘 생활에 의욕을 잃고 우울한 상태에 있으면서 자주 피로함을 호소했다. 그러던 중 미주지회 회원(엘리자베스 호컨손)의 소개로 2000년 7월에 필자를 만나게 되었다. 당시 한국초염력연구원에서 개발한 '초염력테이프'를 들려주는 방법으로 초염력 지도를 한 결과 즉석에서 씻은 듯이 호전되었다며 기뻐하였다.

32년 만에 처음 혼자서 걷게 되다

어릴 때부터 뇌성마비를 앓아 온 유혜완(당시 32세, 여)씨는 나이가 들수록 서서히 다리가 굳어져서 스스로 걷는 것을 포기한 채, 지난 32년간 투병생활을 해왔다.

2000년 7월 초염력 지도로 몸이 회복된 바 있는 윤순자할머니 소개로 초염력의 사례를 듣게 되어 ESP - 초염력 지도를 받게 되었다. 첫 날 초염력 지도를 받은 후 그동안 구부러져 있던 발목이 펴지면서 스스로 일어서게 되었고, 다음날은 혼자서 일어나 자신이 타고 다니던 휠체어를 스스로 밀고다닐 정도로 호전되었다. 놀라운 초염력 세계를 체험하게 되자 온가족이 감사의 뜻을 전해왔다.

L.A. 그레고리성당 청 장년회 초청 강연회

2000년 7월 9일, 그레고리성당 청 장년회 초청으로 강연회를 가졌다. 이 자리에는 본당 사목회장과 청장년 회원들이 모인 가운데 건강과 신앙생활에 대해 강연이 있었는데 초염력을 통한 건강과 신앙, 기도 방법이 소개되었다.

이날 오후 성당 별관에서 장애자들을 대상으로 강연을 가졌는데, 이때 L.A.장애인 모임의 지도팀장인 Derek Antzsch씨는 오랫동안 앓아오던 병으로 인하여, 마침내 이 단체를 이끌어 나갈 수없게 되어 고별인사차 참석하였다. 그는 오랫동안 당뇨와, 두통, 만성피로 등으로 인슐린 등 각종 치료를 받았으나 계속 건강이 악화되어 가고 있다고 하였다. 강의시작 전, 필자는 오늘 강의하게 될 초염력의 세계에 대해서 설명하면서 먼저 지도를 받아볼 것을 권유하였다. 몇가지 지도 후 염력지도 테이프를 듣게 하였더니 즉석에서 건강이 크게 호전되었다며, 초염력 지도에 감탄하면서 감사해 하였다.

이날 초염력세계의 놀라운 체험을 하였던 Derek Antzsch씨는 다음날 오랫동안 허리병으로 고생하고 있던 부인에게도 권유하여 ESP초염력지도와 '염력테이프'를 통해 허리병을 고치게 되었다. 그는 감사의 표시로, 앞으로 ESP world 영문판 제작에 적극 협력할 것을 약속하기도 하였다.

마리아 레지나 한인 천주교회 요셉회 초청 강연

2000년 7월 9일, 그레고리성당 청·장년회 초청 강연회를 마친 후, 필자는 마리아 레지나 한인 천주교회 요셉회의 초청을 받아 강연하였다. 강연과 더불어 ESP 초염력지도를 받은 후, 많은 교인들이 감사의 말씀을 잊지 않았으며 다음 방문시 꼭 다시 한번 강연해 줄 것을 요청하기도 하였다.

청력이 회복된 81세의 Helren Kim 할머니

81세의 Helren Kim 할머니는 보청기를 사용하여도 자녀의 전화 소리를 잘 알아 듣지 못할 정도로 청력이 매우 약했다. 비록 고령이었으나, 사람들과 속 시원한 대화를 제대로 한번 나누어 보는 것이 소원이라며, 가족들과 함께 필자를 만나러 오셨다. 염력지도를 받은 후 집으로 돌아가셔서 매일같이 염력 테이프를 들은 할머니는 일주일 정도 경과되자 예전처럼 잘 들리다며 매우 기뻐하셨다. 미국의 일정을 마치고 귀국한 뒤에도, Helren Kim 할머니는 가끔

씩 한국으로 전화를 걸어 언제 다시 미국을 방문할 것인지 물으며 한시라도 빨리 다시 오라며 정담을 잊지 않았다.

특히 이 할머니는 청력 회복과 함께 30년전에 애기보가 쳐져서 항상 불편해 하던 것이 회복 되었다고 감사 인사를 전해왔다.

연구원 홈페이지 출력지의 초염력

뉴욕에서 스킨케어 센터를 운영하시는 홍OO원장은 ESP-초염력지도와 ESP 염력테이프를 통해 생활에 큰 활력을 얻었다. 그 뒤 필자는 홍원장에게 ESP - 초염력을 체험함에 있어 한국초염력연구원의 인터넷 홈페이지를 열어 염력을 청하거나, 내용을 프린터 출력하여 사용해도 염력효과가 있음을 알려 주었다.

어느날 그는 연구원의 인터넷 홈페이지 내용을 프린터 출력한 용지를 배(복부)에 대고 염력을 청하였다 한다. 5분 정도의 시간이 지나자 계속 대고 있을 수없을 정도로 손바닥과 뱃속이 뜨거워졌다. 그 후 몸이 매우 가뿐하게 느껴지면서 평소 고생해 오던 위장병과 만성피로 등의 질환들로 부터 해방되었다 한다.

교통사고 후유증이 호전되다

뉴욕에 거주하시는 김장로님(H. S. Kim, 65세)은 6년 전 교통사고 후유증으로 우측 팔을 제대로 펴지 못하는 장애를 입었는데 ESP-초염력을 통해 14cm 각도에서 24cm 각도까지 펼 수 있을 정도로 호전되었다.

세도나에서 펼친 초염력

미국에서 기(氣)가 가장 많이 발생하는 곳으로 유명한 미국의 관광지인 "세도나(SEDONA)". 2000년 7월, 약 300명의 관광객들과 함께 세도나를 방문하였다. 가는 도중에 관광객들과 함께 여흥시간을 마련하였는데, 당시 여흥을 진행하던 RADIO KOREA U.S.A. 방송국의 방송위원인 Daniel H. Park씨가 필자에게 한가지 요청을 해 왔다. 이곳 세도나에서 氣를 잘 받는 방법과 초염력에 대한 특강을 요청한 것이다. 약 20분 간 강연 및 염력을 지도하였는데, 그 즉석에서 어깨 팔을 들 수 없는 분이 팔이 올라가고, 다리 무릎 관절로 보행이 불편하던 사람이 호전되기도 하였다. 많은 참가자들이 세도나에 가기도 전에 건강이 호전되었다고 기뻐하면서 한국 ESP - 초염력의 신비에 감사해 하였다.

초염력기구 사용 체험담

채권 관계를 쉽게 해결한 '염력 씰'

1990년대 초, 서울 여의도 MBC문화방송에서 건강 관련 프로그램에 출연했던 시절의 이야기이다. 당시 매주 수, 목, 금요일 3일간 고정 출연하는 프로그램이었다. 어느날 함께 진행하던 여자 아나운서가 그날 방송이 끝나자 개인적인 궁금증을 몇가지 여쭙는다며 초염력에 관하여 질문을 해왔다.

몇가지 질문에 답하여 준 다음 황금색 '생활 씰'을 한 장 선물하면서 '생각나는(마음 가는) 곳에 가벼운 마음으로 붙이고, 항상 지니고 다니는 소지품 등에도 부착하셔도 좋습니다. 씰을 붙이면서 기쁜 일, 혹은 좋은 일이 있기를 바라면서 붙이면 더욱 좋습니다.' 라고 했다. 당시 그 아나운서는 동료에게도 하나 줄 수 있겠느냐고 해서 하나를 더 선물했다.

일주일 뒤 방송국에서 만난 여자 아나운서가 환한 표정으로 필자를 맞으며 이야기 했다. 본인은 아직 특별한 일이 없는데, 동료 아나운서가 그동안 채권 관계로 매우 힘들어 거의 포기 상태로 있었는데 뜻밖에 쉽게 처리되어서 매우 기뻐한다는 것이었다. 그 외에도 몇가지 좋은 일들이 일어났다고 하면서 그것은 결코 우연이 아닌 초염력의 초상 현상임을 분명히 믿는다고 전해 주었다.

사실 초염력은 당사자 뿐 아니라 주위에까지 그 영향을 미치는 특징이 있다. 혹 그러한 경우 때로 그 효과가 오히려 증폭되는 경우가 더러 있기도 하다.

한국초염력연구원을 방문하여 염력 지도를 받으신 분들 가운데 이웃 주변에 활용을 하여 많은 효과를 나타낸 사례는 얼마든지 있다.

'초염력 씰'은 '행운의 씰'

저는 경남 하동에서 사는 류 정승입니다. 자연 대체 건강법을 연구하고 있는데, 평소 기공과 부항 및 사혈요법으로 많은 사람들에게 행복을 주기 위해 노력하고 있습니다. 어느날 사단법인 한국양명회에서 정 순근 원장님의 특별강의를 통하여 초염력의 세계에 대하여 알게 되었습니다.

그 후 초염력에 대하여 관심을 가지게 되었는데, 그 가운데서도 제가 특별히 관심을 두고 있는 것은 한국초염력 연구원에서 개발하여 보급 중인 황금색 '생활 씰'과 '건강 씰'입니다. 언뜻 외견 상으로 보기에는 흔하디 흔한 스티커 종류에 불과한 것 같은데, 이 '씰'들의 효과는 무한한 놀라움을 안겨주는 '행운의 씰'이었습니다.

왜냐하면 저를 찾아 오시는 많은 분들의 아픈 부위에 이 씰을 붙이고 나면, 이상하게도 통증이 사라지면서 불편하던 곳이 빠르게 정상으로 되돌아 오는 것을 수 없이 관찰하여 왔기 때문입니다.

그래서 저는 이 씰이야말로 항상 아름다운 일과 행운을 불러오기 때문에 '행운의 씰'이라 표현하고 있습니다.

　한가지 사례를 소개해 드리겠습니다.
　주변의 한 분이 경남 양산에서 제법 돈을 들여 식당을 운영하게 되었습니다. 막상 문을 열고 보니 불경기가 지속되어 큰 걱정으로 나날을 보내고 있었습니다. 결국 이 분은 많은 돈을 들여서 문을 열었는데, 지금의 상태로는 원금은 커녕 그마저도 다 까먹게 생겼는데, 좋은 방안이 있으면 알려 달라고 찾아온 것이었습니다. 그래서 지금 어떤 방도를 세우고 있는지 물어 보았더니 다만 현재 심정으로는 권리금 조로 3천만 원 정도 만이라도 받을 수 있었으면 좋겠다는 것이었습니다. 그 순간 저는 문득 '행운의 씰(생활 씰)'의 생각이 떠 올라 그 분에게 씰을 주면서, 이것을 몸에 지니고 계십시요. 아마 며칠 내 좋은 소식이 올 것인데, 만약 상대가 권리금을 이야기 하면 넉넉히 일억 원 쯤 불러라고 했습니다. 그 때 제 말을 들은 식당의 부부는 무슨 소리하느냐는 듯 저를 쳐다 보았습니다. 아마 그들의 마음 속에는 '삼 천만원이라도…'하는 생각 뿐이었기 때문입니다. 하지만 저는 거듭 강조하면서 단단히 일러 두었습니다.
　일주일 쯤 지난 뒤, 이들 부부로부터 연락이 왔습니다. 누군가가 점포를 구하는 중이라며, 그 가게를 양도해 달라고 하는데 권리금으로 1억원을 요구하는 것이 아무래도 무리일 것 같아서 7천만 원을 이야기 했다는 것이었다. 그 말을 듣는 순간 왜 시키는대로 하지 않았느냐고 꾸중을 했습니다. 그 분들은 알았다며 전화를 끊었는데 나중에 들으니 8천만 원으로 합의를 보았다는 것입니다.

　저의 주변에서 '생활 씰'이나 '건강 씰'로 인한 행운의 사례가 여러가지 많이 있지만 이 한가지 사례만 우선 소개드리고자 합니다.

'생활 씰'의 효용과 위력

저는 부산 양정동에 살고 있는 김 우원입니다. 1990년도 초반 무렵, 당시 저는 사업의 실패로 생활이 힘들어 매우 방황하고 있었습니다. 어느날 부산 KBS방송을 통하여 초염력연구원을 알게 되었습니다. 매사에 의욕을 상실한 상태가 지속되다 보니 심신의 불안정이 이루 말할 수 없었던 처지에서 혹시나 하는 마음으로 한국초염력연구원 사무실을 방문하여 회원에 가입하게 되었습니다.

회원 가입 후, 저의 생활에는 많은 변화가 있었습니다. 우선 생활의 새로운 활력을 되찾을 수있게 되었음은 물론, 평소 염려되던 건강도 회복하게 되었습니다. 그 후 많은 봉사활동을 통하여 점차 초염력에 대한 믿음의 확신을 갖게 되었고, 지금도 누구보다 열심히 초염력을 활용하는데 앞장서고 있습니다.

특히 저는 '생활 씰'을 통하여 주위 사람들의 어려움을 극복하는데 많이 활용하고 있습니다. 현재 저는 '철학관'을 운영하고 있는데, 저를 찾아오시는 손님들을 상담하고 나면 반드시 '생활 씰'을 하나씩 나누어 드리고 있습니다. 어려움을 하소연하거나 심각한 문제로 상담을 하신 분들에게 제 생각이 가는대로(즉흥적으로) 황금색 '생활 씰'을 붙여 드리고 나면 신기하게도 많은 일들이 쉽게 풀린다고 연락이 오곤 합니다.

그 가운데서도 자동차와 관련한 부분에서 신비롭기만 한 일들이 많이 있었습니다. 예를 들면 타고 다니는 자동차가 접촉 사고를 자주 일으켜 늘 뒷수습에 힘들어 하시던 분이 '생활 씰'을 승용차에 부착한 뒤로 그런 일이 없어진 사례가 있습니다. 그리고 한 분은 차를 폐차 시켜야 할 정도로 큰 사고를 당했음에도 불구하고 사람은 거의 다치지 않은 일도 있습니다. 물론 우연이라 생각하시는 분들도 있겠지만, 저의 경험으로는 한국초염력연구원의 각종 '씰'들은 분명 생활에 크게 도움을 주는 기구들입니다. 생활의 각종 어려움들이 기쁨으로 해결되는 일들이 많이 있기 때문입니다.

초염력 '황토 잠옷'으로 건강과 사업번창이…

저는 미국 캘리포니아주 L.A. 한인타운 내에서 '태양여행사'를 운영하고 있는 최 선희입니다.

신체적으로 특별한 이상이 없는 건강체질이지만 회사 운영의 과중한 업무로 가끔 머리가 무겁거나 편두통이 있는 정도입니다. 하지만 바쁜 업무를 처리하고 난 날은 신경성으로 잠을 깊이 들지 못하여 다음날 무거운 몸으로 업무를 처리해야 하는 고통이 가끔 있었습니다.

그러던 중 2001년 10월, 주위 분의 소개로 ESP WORLD 정 순근 원장님을 소개 받았습니다. 초염력에 대해서 아무것도 알지 못하지만 당시 정원장께서 미국에서 많은 분들을 병고의 어려움에서 벗어나게 해 주셨다는 이야기를 들을 수 있었습니다.

여러가지 상담 끝에 한국초염력연구원에서 생산하고 있는 '황토 잠옷'과 '생활 씰'을 구입하여 사용하게 되었습니다. '황토 잠옷'은 색상이 자연스러운 탓인지 입으면 편안함을 느낄 수 있었는데, 그 때문인지 사용하고 난 뒤로 부터는 숙면을 취할 수 있었습니다. 그리고 '생활 씰'은 집안과 사무실 여러 곳에 마음 가는대로 부착해 두었는데, 그 후로부터 사업도 순조롭게 잘 운영하고 있습니다.

지금도 저는 초염력연구원에서 구입한 각종 '쎌'을 귀하게 간직하며 사용하고 있습니다. 한국초염력연구원 정순근 원장님과의 인연은 저에게 생활의 큰 활력이 되고 있습니다.
감사합니다.

초염력으로 목병이 나은 사례

저는 중국 북경에 살고 있는 최영숙입니다. 약 5년 전부터 이유없이 몸 전체가 여기저기 아프기 시작하였습니다. 증세가 악화되면서부터 위의 통증이 심하여 음식을 먹을 수 없고, 두 눈이 까칠 까칠 하면서 저절로 눈물이 나오기 시작했습니다. 최근에는 새벽 3시만 되면 가슴과 등이 아주 심하게 아파서 잠을 이루지 못하는 증세까지 생기게 되었습니다. 그리고 마치 목청이 열리지 않는 것처럼, 언제나 말할 때마다 매우 힘이 들어 상대방이 나의 말을 못 알아 들을 정도였습니다. 그러다 보니 말 못하는 나도 답답하지만, 못 알아듣는 내 주변 사람들도 얼마나 답답하게 생각했겠습니까?
그래서 한번 만이라도 목이 탁 열려 큰 목소리로 시원하게 말 한번 해보았으면 하는 간절한 소원을 가지고 살아가고 있었습니다.

이런 나의 사정을 알게된 친구가 정 순근 원장님 이야기를 하였습니다. 1995년 10월 30일 친구의 안내로 당시 중국 북경에서 순회 강연 중이신 정원장님을 만나 상담을 하였습니다. 상담을 하면서도 내 마음은, 과연 내 몸이 나을수 있을까 하는 의문이 있었습니다. 하지만 친구의 허리 디스크와 위장병을 국제전화(한국에서 중국 북경으로)로 염력을 보내 고쳐준 사실을 알기 때문에 믿으려 노력했습니다.

강연장에서 만난 원장님께서는 나에게 녹음기를 주시면서 이 안에 들어있는 '염력테이프'를 지금 편안한 자세와 편안한 마음으로 들으라고 하였습니다. '초염력 테이프'를 약 5분 정도 들었을까 뱃속에서 더운 기운이 생기면서 시원하게 무언가 녹아 내려가는 기분을 느끼면서, 위의 통증이 가시고 숨쉬기가 편안해 지면서 목도 부드러워졌습니다. 그리고 뒷 잔등에서 바람이 나가는 듯 시원함을 느꼈습니다.

순간 '아, 이제 살았구나' 하는 마음과 희망이 생겼습니다. 원장님 말씀인 즉 지금 몸이 좋아졌다고 그만두면 뿌리가 다시 생기니 며칠 간 더 오라고 하면서 몇가지 초염력 생활법을 지도 해주셨습니다.

가르쳐 주신대로 '건강 씰'을 몸의 불편한 곳에 붙이고 나니 몸이 한결 부드러워지더니 사흘이 지나자 그전에 아프던 증상이 다 사라져 버리고 마치 몸이 날아 다니는 것 같았습니다.

정순근 원장님과 친구에게 감사한 마음으로 열심히 살아 가고 있습니다.

'생활 씰'과 염력으로 학급 분위기를 바꾸다

부산 모 여고 교사로 재직 중인 분이 있었다. 이 분은 간 기능 질환과 만성피로에 시달리고 계신 분이었는데, 그 때문에 5년 간 담임직을 떠나 있었다.

필자가 부산 MBC라디오에서 '건강 365일' 프로에 출연하고 있을 당시, 그 분과 상담을 하게 되었다. 건강지도를 3개월 간 받은 후 몸이 회복되어 다시 교직에 복귀하게 되었다. 당시 그 분은 담임을 맡게 된다면, 착하고 성적이 우수하고 단정한 학생들의 담임 선생이 되는 것이 소원이라고 하였다.

그런데 막상 담임을 맡고 보니, 바라는 바와는 정반대의 상황이 벌어졌다고 한다. 처음에는 실망이 이만 저만 아니었지만, 문득 떠오르는 생각이 있었다. '이 아이들을 훌륭하게 키우라는 것이구나' 하는 것이었다. 그런 생각이 들자, 이 분은 필자를 찾아와 상담을 하였다.

'생활 씰'을 활용해 보겠다는 것이었다. 필자로서도 매우 관심이 있었다. '생활 씰'을 구입해 간 이 교사는, 반 학생들의 책상에 '씰'을 부착하고 매 수업시작 전, 수 초간 염력을 보냈다고 한다. 시간이 지나면서 반응이 나타나기 시작했다. 처음 학급담임을 맡았을 때는 학년 내에서 성적도 맨 뒤에 처져 있었는데다, 학교내 말썽은 도맡아 부리던 아이들이 변화를 보인 것이었다.

학년 말이 되자, 이 학급의 성적은 학년 내에서 가장 상위권을 유지하게 되었고, 학교 내에서 가장 모범반이라는 칭찬까지 듣게 된 것이다.

 저자가 쓰는 ESP - 초염력 체험 사례들

1. 이승과 저승길에서

1980년대 중반에 필자는 부산에서 자연식 건강법 운동(식이요법, 운동요법, 물리요법, 호흡법, 정신건강법, ESP - 초염력 등)을 펼치면서, 자연에 순응하는 마음가짐으로 살자는 슬로건 아래 이를 국민건강운동으로 펼치고자 노력하고 있었다.

당시 부산 MBC문화방송으로부터 건강 365일 프로에 출연요청을 받고 매일 건강정보에 대한 방송을 하고 있었다.

어느날 필자가 진행하던 방송을 듣고 초읍에 살고 있다는 추 형식(가명) 이라는 분이 나의 연구원을 방문하여 건강상담을 하였다 이 분은 늘 몸 전체가 기운이 없는 증상을 보이다가, 어느날부터 간염을 앓게 되어 결국 간경화 말기 상태까지 진행되어 무려 지난 10여 년을 모 종합병원을 들락거리고 있다고 하였다. 이제는 지푸라기라도 잡아야 하는 상황이 되었으니 무슨 수를 써서라도 자신의 병만 회복시켜 달라고 하였다.

그 분의 호소 내용을 들은 후 초염력과 자연식 건강법을 지도하면서 일단 열심히 최선을 다할 때 건강을 되찾을 수 있으니 부지런히 지도에 따라야 한다고 말하였다. 이후 나의 지도를 받고 있던 이 분은 무슨 이유인지 다른 건강법(식이요법 등)은 잘 하시면서 초염력에는 별 관심이 없는 듯 하였다.

나중에 알게된 일이지만 이 분은 자신의 회사에까지 예배실을 따로 마련할 정도로 열렬한 기독교 신자였다. 아마 자신의 종교적 이유 때문에 초현상적인 지도법에 무심한듯 하였다. 그래서 나는 '초염력은 종교와 무관하다' 고 강조하였으나 이 분은 이해한다고 하면서도 역시 이를 따르지 않았다.

당시 이 분은 나이가 60대 중반이었다. 사실 그 정도의 나이가 되면 일반적인 스스로의 자연치유력은 급격히 저하되는 상태가 되기 때문에, 병을 치유하는데 많은 시간과 노력이 필요하게 되고 일반적인 치유 요법보다는 별도의 방법으로 최선을 다해야 했다.

아무튼 시간만 흐를 뿐 별다른 차도가 보이지 않는 나날이 지나고 있던 중, 결국 스스로의 자연 치유력은 급격히 저하되고 그로인하여 병증상은 점점 심각한 상태로 진행되고 있었다. 그럼에도 이 분은 약간이라도 상태가 호전되었다고 생각되면 연락을 하지 않다가 증세가 심해지면 다시 찾아오는 등 아무튼 나로서는 지도하기가 여간 힘든 사람이 아니었다.

어느날 이 분이 급하게 만나야 한다며 상담을 요청해 왔다. 그래서 이 분의 댁으로 가게 되었다. 그간의 상태에 대하여 상담을 해 보니, 이미 간경화 증세가 점점 악화되어 심한 통증이 수반되어 진통제에 의존하여 왔다고 하였다. 마약성 몰핀 진통제를 무려 하루 4번씩 맞아도 효과가 없어서, 통증의 고통을 이기려고 통증이 올 때마다 벽에다 자신의 머리를 짖이기기까지 했다는 것이다.

얼마나 통증이 심하게 수반되었는지 심지어 기둥 모서리에까지 부딪쳐서 머리 전체가 마치 벌집구멍처럼 온통 상처투성이었다. 나는 재차 초염력에 대해서 이야기하면서 그동안의 많은 사례들을 성의를 가지고 설명하면서 확신을 주었다.

지금까지 초염력 지도 경험에 의하면 진통제로도 해결되지 않는 경우도 '염력'으로 통증을 해소한 경험이 있으니, 앞으로 새벽 2시라도 좋으니 언제든지 요청하면 도와 주겠다고 약속하면서 염력지도를 시작했다.

먼저 편안한 자세를 취하라고 했다. 앉은 자세이건 누운 자세든 선택하라고 하면서, 그동안 잠을 못이루었으니 편안하게 누워서 염력을 받으면서 잠을 청하라고 권유한 다음 염력을 전하였다.

염력지도를 시작한지 5분 정도 지나자, 그가 코를 골면서 깊은 잠으로 들어가는 것을 보고 조용히 문을 닫고 나오면서, 가족들에게는 깨우지 말고 편히 주무시도록 조용히 해 주실 것을 부탁하고 나왔다.

다음날 오전 추선생으로부터 전화가 왔다. 어제밤 정말 오랫만에 거짓말처럼 편히 잠을 잘 잤다고 하면서 고마움을 전해 왔다. 필자는 이왕 ESP-초염력 효과를 보았으니 당분간 매일 염력지도를 받으면서 염력효과를 높이자고 하였더니 알겠다고 했다. 하지만 수일간 연락이 없다가 어느날 새벽 2시에 전화로 연락이 왔다.

그동안 연락을 드리지 못해 미안하다는 말과 함께 무척 힘들어하는 목소리로 또 다시 도움을 요청해 왔다. 이때 추선생의 심정을 나는 잘 알고 있었다. 병원에서 처방해 주는 약이나 진통제, 그 외 그 어느 것도 자신의 건강과 아픔을 해결 줄 수 있는 것은 없다고…

필자는 즉시 달려가, 이 시간에 청해주어 감사하다 말을 전하면서 언제든지 필요로 하면 편안하게 청하라고 재차 말하였다. 그리고는 지난번처럼 잠이 깊이 들면 헤어질때 인사를 서로 못하니, 나 갈 때의 인사를 미리 나눈 후 잠자리에 편안히 눕게하여 염력을 보내주기 시작했다. 약 5분이 지났을까, 언제 통증이라도 있었나 하듯 편안히 깊은 잠에 들어가 있는 것을 확인하고는 방을 나왔다.

다음날 아침 추선생은 감사의 뜻과 고마움을 전해오면서 어제밤 일생 중 가장 편안한 잠을 잤다고 했다. 그러더니 이제는 몸이 다 나은 것 같다고 말하면서 오히려 나의 건강을 염려해 주셨다.
정원장처럼 해야할 일이 많은 분이 건강도 소중하니 이제부터 몸을 혹사해 가면서까지 비행기를 타고 이리저리 다니시지 말고 자신이 운영하는 회사에 있으면서 자신과 함께 지내자고 하였다.
필자는, 호의는 감사하지만 내 개인의 몸이 아니라며 정중히 사양하였다. 앞으로는 열심히 염력테이프를 듣고 서로 바빠서 만나지 못할 때에는 전화통화를 통해서도 염력지도가 가능하니 전화라도 자주해서 염력을 받으시라고 당부 드렸다.

그 후 어찌된 일인지 한동안 소식이 없어 궁금하여 댁으로 전화를 드렸더니, 가족 한 분이 전화를 받으면서 요즈음 다른 곳에서 요양 중이신데 건강이 많이 회복되었을 뿐 아니라 점차 좋아지고 있다고 하면서 반가와 하였다. 하지만 필자의 마음은 고맙기도 하고 감사해 하면서도 어딘가 마음 한 군데 걸리는 느낌이었다. 서로 자주 연락 하면서 계속 열심히 염력지도를 받으셨으면 하는 아쉬움이랄까.

보편적으로 볼때, 많은 사람들이 급할 때는 염력지도를 받고 중상이 조금 호전되고 나면 무엇 때문인지 염력지도 받기를 멀리 하는듯 하기 때문에 억지로 잘 권유하지 않는 편이다. 급박한 상황에 처해 있지 않은 사람들에게 무리하게 염력지도를 하겠다고 권유하다보면 결국에는 서로의 인간 관계까지 멀어지게 되는 경우를 많이 당해 보았기 때문이다. 그래서 일부러 무리하게 권유하지 않는 것이다. 가능하면 염력은 본인이나 가족들이 절실하게 요청할 때만 받도록 함으로써 결정적인 상황(?)에 처해 있을 때 그 효과를 검증하고 이해하도록 하는 것이다.

  소중하고 귀한 것은 그만큼 귀하게 활용하여야 한다는 생각 때문이다.

  그 후, 수 년이 흘렀다. 그동안 필자도 국내외 여러 곳의 순회초청 강연 등으로 바쁘게 움직이느라 연락도 못하였을 뿐 아니라 병세가 많이 호전되었다는 소식을 들었기 때문에 쾌유만 빌고 있었다.

  어느날 소식이 왔다. 그간 추선생의 건강이 호전되어 회사 업무도 잘 보시고, 교회도 잘 다니시는 등 정상적인 생활을 하고 있었는데, 회사일로 신경을 많이 쓰고 과로를 하였는지 갑자기 건강이 악화되어 있다는 것이다. 평소 다니시던 부산 모 종합병원에 재입원하려고 하니 병실이 없어 입원하지 못하고 있다며, 혹시 아는 사람을 통하여 급하게 입원할 수 있도록 해 달라는 도움을 요청해 왔다. 당시 필자와 형제간 처럼 지내시는 분이 마침 그 병원에 근무하고 있어서 전후 사정을 이야기하였더니 바로 당일 입원할 수 있도록 선처해 주었다.

  추선생의 그간의 생활도 궁금하고 염력도 전하기 위해 문병을 겸하여 갔다. 추선생은 마치 백년지기를 만난 것처럼 반가워 하면서 더우기 입원 할 수있도록 병실을 구해주어 고맙다고 하였다.
 그간의 근황을 여쭙고 나서 이왕 입원하셨으니 쉬시는 동안 염력을 통하여 병의 근원을 뿌리채 뽑자며 꾸준히 염력지도를 받으시라고 권유하였다. 하지만 추선생은 전과 같이 염력받기를 싫어하는 느낌을 보여서 병 문안만 하고 돌아왔다.

 그 후 외국의 초청강연 요청이 있어서 출장을 다녀왔다. 귀국 즉시 추선생의 건강이 염려되어 댁으로 전화하여 안부를 여쭈었더니, 그동안 병원에서 계속 치료를 받았지만, 회복은 커녕 오히려 점점 악화되어 가는 것 같다고 전해왔다. 수혈을 받고 있는데 수혈량보다 더 많은 양이 혈변으로 쏟아져 나오더니 이제는 먹지도 못하고, 의식조차 희미한데다 말 문까지 닫고 있으니 절망적인 상태라고 하였다. 담당의사도 운명을 준비하라는 말을 하였다는 것이었다.
 전화를 끊고 나니 온통 머릿 속은 어수선함 뿐이었다. 그날은 마침 하루종일 시간별로 약속이 되어 있어 병원을 찾아가 볼 수도 없었다.
 모든 일정을 다 마치고 나니 새벽 세 시가 되었다. 문득 추선생이 입원한 병원 병동 간호사실로 전화를 하니, 담당 의사로 부터 이미 더 이상 소생을 기대할 수 없으니 댁에서 임종을 하시도록 권유를 받고 퇴원했다는 말을 전해 주었다. 필자가 할 수 있는 일이 있을텐데라는 생각만 머리 속에서 빙빙 돌 뿐 어찌할 수 없었다. 마침내 새벽 5시가 가까와 졌다. 문득 추선생 댁으로 전화를 해야겠다는 생각이 들어 연락을 했다. 이미 추선생은 혼수상태로 임종직전에 있으며 미국에 가 있던 아들까지 와서 임종을 지키고 있다고 했다.
 추선생의 가족들이 모두 철저한 기독교인인데다 나의 염력지도는 안중에 없다는 것을 이미 잘 알고 있었다. 하지만 이제 막바지가 아닌가. 더우기 그동안 나와 추선생의 인연이 어디 그런가.

생전의 마지막 모습이라도 보면서 무언의 염력을 전해드리고 싶었다. 그러한 필자의 마음을 가족들에게 전하니 방문을 원했다. 곧장 댁으로 갔다. 마치 시신처럼 안방에 누워계신 추선생은 맥도 잡히지 않고 손발이 싸늘하게 식어 있었으며 눈의 촛점마저 흐려져 있었다. 이미 말문을 닫은지 오래되어 임종 순간을 기다리고 있었다. 참으로 안타까운 순간이요, 애절한 현장에 함께하고 있는 것이었다.

나는 가족분들에게 말했다. '이 자리에 함께하신 모든 가족분들께서는 지금 편안한 자세에서 정성을 다한 마음으로 추선생께서 옛날처럼 건강을 되찾을 수 있는 기쁨의 선물을 달라는 염원으로, 각자 평소에 즐겨하시던 기도를 마음으로 하시라'고 하였다. 나는 추선생의 쾌유를 염원하며 지극한 마음으로 심혈을 기울여 염력을 보냈다. 염력지도가 끝나자 옆에 앉아있던 부인이 갑자기 울먹이며 필자의 손을 잡으면서, 어떤 방법을 쓰던 남편의 말 한마디 만이라도 들을 수 있도록 도와달라고 하였다.

그 순간, 부인의 진실한 간구를 듣는 순간 나의 마음은 기뻤다. 최후의 순간에, 모든 가족들이 가장 순수한 마음으로 희구하는 순간에 초상현상이 일어나는 법이다. 그래서 나는 '네, 사모님 아무 염려 마십시오. 기쁜 소식이 있을 것입니다.'고 답하였다. 그 순간 추선생의 얼굴을 바라보니 얼굴에 혈색이 도는 듯 붉어지기 시작하였다. 손의 맥을 잡으니 맥이 되살아 나고 있었으며 차츰 온기가 느껴지고 있었다.

이때 시간이 새벽 여섯시 경이었다. 이후로 추선생은 차츰 숨이 고루어 지더니 의식이 돌아오는듯 하였다. 마침내 추선생은 저승의 문턱에서 다시 이승으로 되돌아온 것이었다. 그러자 가족들이 놀라워 하며 이제 희망이 보인다며 기뻐하였다. 이제 큰고비는 넘겼으니 아무 염려말고 병원에 연락해서 재입원시키도록 권유하면서 구급차를 부르게 하고 나왔다. 당시 매일 아침 7시부터 부산 초읍동 어린이 대공원에서 초염력 지도를 하고 있었다.

그날 저녁, 일과를 마치고 병원에 들르니 벌써 의식이 완전히 돌아와 있었다. 추선생은 나를 보자 밝은 표정으로 매우 반가워 하면서 '병원에서 나를 죽었다고 퇴원시킨 것을 새벽에 우리집에 와서 나를 살려주었다면서요?' 하면서 정말 감사하다고 하였다. 재입원을 위해 병원에 오니 담당 의사도 깜짝 놀라해 하더라는 말을 가족들이 전해 주었다. 추선생은 지난 10여년 간 이 병원에서만 치료를 받아왔기 때문에 그간의 병상 기록으로는 도저히 불가능한 기적같은 일이 발생했다는 것이었다.

추선생에게 위로의 말과 더불어 희망을 가지고 꾸준히 염력지도를 받으시라는 말을 전하자, 갑자기 멈칫거리면서 한가지 부탁이 있다고 하였다. 나는 내가 할 수 있는 일이라면 무엇이든 들어 주겠으니 말씀하시라고 하였다. 하지만 추선생은 전혀 엉뚱한 부탁을 하는 것이 아닌가. '내가 지금 살아있는데, 물론 정원장의 노력인 것은 잘 알고 있습니다. 그런데 이 병원의 내 주치의는 내가 죽을 때가 되었으니 집으로 데려가라고 했다는데, 그것은 나를 그냥 죽도록 방치한 것이니 얼마나 괘씸한 일이요. 그래서 그 의사를 고소해야겠는데 정원장이 도와달라' 는 것이었다.
저승 문 앞까지 다녀오신 분이 하는 부탁으로서는 참으로 황당한 부탁이었다. 그래서 나는 어쩔 수 없이 '예, 그렇게 하지요' 하고는, '그런데, 곤란한 일이 하나 있습니다. 선생님 지시대로 고소를 하고 나면 의사가 잡혀 들어가게 되는데 그러면 누가 선생님을 진료하겠습니까? 그러니 다 나으신 다음에 해도 늦지않으니 건강을 다 회복하시고 나서 하지요.'라고 응수하였다.

이후 추선생은 매우 빠른 속도로 건강을 회복했다고 한다. 하지만 그 후로 추선생은 한번도 직접 연락을 하신 적이 없었다. 10년 가까운 기간을 알고 지냈지만 항상 급박한 상황에서만 나를 찾았던 추선생. 만약 그분이 평소에 꾸준히 염력지도를 받고 생활에 활용했더라면 그렇게 어려운 고비를 맞이하지 않았을 것인데, '마지막으로 말 한마디 만 할 수 있도록 해달라'던 부인의 부탁으로 치유까지 되도록 해 주었는데 못내 아쉬움이 가시질 않는다.

그로부터 8년 쯤 지난 어느날 추선생의 부인을 우연한 장소에서 만났다. 추선생은 그 후로 수 년간 편안히 사시다가 작년에 운명하셨다고 전해 주었다. 사람들은 왜 그럴까. 물론 오랫동안 예수님의 충실한 제자로서의 삶을 살았기 때문에 예수님의 능력이 그를 구해 주셨다고 믿는 것일까? 그러면 나는 예수님의 사도로서 대우를 받아야 할텐데….

2. 잊을 수 없는 사람

장OO씨는 무역업과 용역 사업을 겸하시는 분이다. 어느날 이 분이 부산 P호텔에 비지니스 관계차 방문하여 일을 마치고 나오다 호텔입구 계단에서 갑자기 쓰러졌다. 평소 일을 철저히 하시는 것으로 소문난 분이었으니 결국 과로하신 것이었다.

호텔에서 구급차를 불러 가까운 병원으로 후송하였으나 급성 뇌출혈이라서 그 병원에서는 처치할 상태가 못되어 다시 종합병원으로 옮기게 되었다. 그곳에서 모든 검사를 받은 결과 뇌시상부와 시상하부에 과다한 출혈이 있다는 판명이 나왔다. 그래서 현재 의식불명의 혼수상태를 유지하고 있는데 앞으로 비록 의식을 되찾을 수 있다 하여도 정상적인 생활을 하기는 어렵다는 소견이 나왔다. 연락을 받은 서울의 가족들은 다시 나에게 연락하여 내려 갈 때까지 보호자로서 역할을 부탁하였다.

연락을 받고 간 필자는 주치의로부터 환자의 상태에 대한 상세한 설명을 들을 수 있었다. 의사의 말은 환자의 뇌 속 출혈 부위가 도저히 수술이 불가능한 중앙 부위인데다 그것도 두 부위에 출혈이 있기 때문에 힘들다는 설명을 하였다. 그리고 살아날 수 있다는 가능성이 거의 없지만 혹 위험한 고비를 넘긴다 하더라도 최악의 경우 식물인간이 되거나 최선의 경우라도 신체 기능 가운데 정상인의 절반 정도는 상실할 수 있으니 그에 대한 각오를 하라는 것이었다. 그리고 앞으로 뇌부종이 일어나게 될텐데 사흘 정도가 고비가 될 터이니 마음 다짐을 단단히 하라는 것이었다.

다음날 부인이 부산으로 내려왔다. 담당 의사의 설명을 다 들은 부인은 나를 붙잡고 울면서 호소하였다. '이젠 정원장님만이 희망입니다. 그간 서로의 정리를 생각해서서라도 저 분을 꼭 회복시켜 달라'는 것이었습니다. 부인의 호소는 이유가 있었다. 지난 3년 전 일본의 H그룹 회장이 당시 뇌졸중으로 오랫동안 고생한 것을 초염력으로 지도한 성공 사례를 알고 있었기 때문이었다.

아무튼 보호자 아닌 보호자로서 근 보름 가까이 간병을 다니면서,

매일 두번 면회시간을 통하여 염력을 보내 주었다. 사고가 발생한 지 사흘이 지났다. 매일처럼 혼신을 다하여 염력을 보낸 것이 효과가 있었을까. 아무튼 부종으로 인한 부작용 증세는 발생하지 않았다. 더우기 혈압과 맥박, 체온 등 신체의 각종 기능들이 서서히 정상을 되찾아 오는 기미가 보였다. 보름 정도 경과되자 환자를 서울로 후송하여도 된다는 판정이 나왔다. 가족들의 요구에 따라 환자는 서울로 후송되었고 본인은 전화로서 환자의 가족을 통하여 염력을 보내 주었다.

이후 회복 속도는 눈에 띄게 빨라졌다. 물론 환자의 회복속도는 담당 의료진들도 놀라워 했지만 가족들의 기쁨은 이루 말할 수 없었다.

그 후 1년 쯤 지난 어느날, 그로부터 연락이 왔다. 부산에 사업관계로 출장을 왔다는 것이었다. '가족들로부터 그간의 경과를 들으니, 정원장님의 노력이 결국 제 인생을 다시 찾게 해 주었다' 며 감사의 인사가 늦었다는 말을 잊지 않았다.

초염력은 시공을 초월하고 과학과 의학의 사각지대를 극복해 주는 유일한 희망이라는 확신을 하게 되었다. 나는 지금 이 순간에도 초염력이라는 그 무한한 우주적 에너지에 감사할 따름이다.

3. 지리산 암자에서

지리산 자락에 있는 어느 암자 주지스님께서 어떻게 아셨는지 연락을 주셨다. 마침 그곳이 고향인 함양 인근이라서 스님의 요청을 쾌히 승락하고 방문했다.

스님을 만나뵈니, 부산에 거주하는 한 신도분의 따님이 몸이 좋지 않은데, 양·한방 모두 속수무책이라 걱정을 하던 차에 나에 대한 소문을 들었다고 하셨다.

신도의 따님은 대학교 1학년인데, 어느날 갑자기 소변을 보는데 혈뇨를 보기 시작했다고 했다. 처음에는 생리주기가 바뀌었나 라고만 생각했는데, 열흘 가까이 지속되자 부모님들이 알게 되고 병원에 수개월 간 입원하여 치료를 해 보아도 원인조차 밝혀지지 않았다 한다. 그래서 혹시나 하는 마음으로 용하다는 한의원을 다 다녀 보아도 별 뾰족한 수가 없었다는 것이다. 그것이 벌써 6개월째라는 것이었다.

결국 학교도 휴학하고 좋다는 처방과 용하다는 곳을 다 찾아가 보았으나 대책이 없었다. 결국 학생은 정신도 육체도 완전히 탈진한 상태에 이르렀다.

당시 암자에서 처음 만났을 때 무려 세 사람의 부축을 받으며 왔는데, 제대로 앉지 못하고 기대지도 못하고, 더군다나 혼자서 눕지도 못할 정도로 몸 상태가 좋지 않았다. 지리산 암자에서 만나자고 한 것은 당시 부모님들이 인근에 시골집을 하나 구해 놓은 것이 있어서 그곳에 요양차 와 있었기 때문이었다.

암자 요사채에서 가족들과 함께 만났다. 학생은 무언가 두려워하며 무척 경계하는 태도를 보였다. 하긴 그동안 용하다 소문 난 곳을 두루 다녀 보았지만 뾰족한 수가 없었는데다 초염력으로 좋게 해 준다고 하니 경계할 수 밖에 없었으리라.

바로 눕지도 못하는 학생을 가장 편안한 자세로 있으라 했더니 옆으로 비스듬히 누웠다.

'조용히 눈을 감고 내 몸의 불편한 곳을 아프기 전의 건강으로 회복 되기를 기원합니다.' 라고 마음 속으로 생각하도록 했다.

그리고 난 후 염력을 보냈다.

필자로서는 그녀가 꽃다운 나이에 원인도 모르고, 처방도 없는 몹쓸 병에 걸려 있다는 것이 너무 안스러웠다. 그래서 최선을 다해 염력을 보냈다. 염력을 보낸 후 약 5분 쯤 경과하자 얼굴에 혈색이 도는 느낌이 있었다.

그리고 나서 이제 앉아 보라고 했다. 멈칫거리는 태도였으나 괜찮으니 앉아 보라고 했다. 기대는 것 조차 힘들어 하였던 학생은 바로 앉을 수 있었다. 스스로도 놀라는 표정이었다. 그래서 다시 바로 누워 보라고 했다. 이제는 반듯이 누울 수가 있었다. 그래서 다시 몸을 좌측으로 누워도 보고, 반대로 우측으로도 누워 보라고 했다.

이렇게 하는 것은 염력의 효과에 대한 확신을 주는 것 뿐 아니라, 순간적으로 주입된 염력을 온 몸에 골고루 전달하는 효과도 있는 것이다.

사실 염력은 많이 보내는 것이 아니라 단 1초 만에라도 극적인 초염력 효과가 나타날 경우도 있다. 하지만 밥 한숟가락이 입으로 들어가는 순간 바로 배가 부르지 않는 것처럼, 효과는 극히 짧은 순간에 발휘하지만 직접 결과로 느끼는 것은 어느정도 시간이 경과했을 때 나타나는 경우가 대부분이다. 그래서 보통 3~5분 정도 경과한 후 느낌을 묻거나 편안해졌는지 확인하는 것이다.

그동안 제대로 앉거나 누울 수 없었기 때문에 갑자기 척추에 무리가 가지 않도록 서서히 여러 자세들을 취하도록 지시했다. 지시대로 몸 자세를 이리저리 바꾸어 보이던 학생은 서서히 나를 믿는 마음을 보여 주었다.

그런 후에 다시 앉으라고 했더니 정상인처럼 편안한 자세를 취할 수 있었다. 학생도 신기해 하면서 온 얼굴에 안도감의 미소를 지어 보였다. 이제는 일어서 보라고 했다. 처음에는 벽을 잡고 서는 듯했지만 불과 1~2분 만에 스스로 앉고 서고 할 수 있게 되었다.
 그래서 걸어 보라고 했다. 처음에는 주춤하기에 손을 잡아 주면서 걸어 보자고 했다. 한 걸음 한 걸음 내 디딘 후 손을 놓아 주었더니 스스로 보행할 수 있었다.

 "지금 걸을 수 있다고 다 회복 것은 아니니, 앞으로도 꾸준히 노력해야 한다. 마치 우리가 삼시 세 때 식사를 제대로 했을 때 몸 기운이 정상적으로 되듯이, 그동안 뿌리 깊게 박힌 병의 원인을 당분간 꾸준한 노력으로 퇴치해야 한다." 고 설명해 주었다. 그리고 나서 식사법과 평소 마음을 다스리는 방법 등에 대하여 설명해 주면서 염력테이프를 매일 7~10회 이상, 당분간 계속해서 들으라고 했다.
 약 30분 정도 염력지도 후 학생의 표정은 매우 밝아져 있었다. 곁에 있던 어머니와 이모, 그리고 스님 등 모두가 초상현상에 대해 의아해 하면서도 표현할 수 없는 기쁨을 나타내었다.

 그 후 1주일에 한 번 정도로 연구원으로 와서 직접 지도를 받았다. 처음 일주일 만에 연구원을 찾아왔을 때 학생의 표정은 말 할 수 없을 정도로 밝아 보였다. 마치 '제가 언제 아프기나 했나요?' 하듯이. 당시 여름방학을 마치자 곧 바로 복학을 하고 그 후 외국으로 유학을 갔다고 한다.

4. 필자의 옆좌석에 앉아서 골다공증이 호전된 사례

2002년 10월 8일 미 L.A. 한인타운에서 대한민국 재향군인회 미 서부지역에서 주최하는 제50주년 재향군인의 날 행사에 초청강연을 한 적이 있었다. 이날 약 150여 명의 미 서부지역 거주 대한민국 재향군인회원들이 참석하였다.

이날 참석자 가운데 한 분을 그 뒤 재미 6·25참전 동지회 김 봉건 회장님의 금혼식장에서 다시 뵙게 되었다.
예식 진행을 기다리는 도중 필자가 앉아 있는 만찬 테이블 옆에 계신 그 분이 나에게 인사를 하였다. 그 분은 필자를 잘 알고 있다며 동반하신 부인을 함께 소개해 주셨다. 그러면서 부인에게 "정원장님은 한국에서 오신 유명하신 분인데, 지금 당신이 고생하고 있는 골다공증은 이 분 곁에 앉아 있는 것 만으로 낫게 될거야"라고 하셨다. 아마 남편에게서 필자에 대한 이야기를 이미 들으신 듯 부인은 믿는다는 표현으로 진지한 어투로 '아멘'이라고 하셨다. 그래서 나는 감사한 뜻으로 자연스럽게 마음의 염력을 보내주었다. 이날 만찬이 끝날 즈음 이 부부는 필자에게 다가와 왠지 걸음걸이가 매우 부드러워진 것 같다며 인사를 나누고 갔다.

다음날 아침 그 부인의 남편이 어제 뵈었던 분이라고 하면서 자신은 전직 한국의 군장성 출신인 오윤영이라며 신분을 밝혔다. 그러면서 오늘 아침 부인의 몸 상태가 매우 부드러워 졌다며 부인과 전화 통화하기를 바랬다. 전화를 건네받은 부인은 아주 기뻐하는 표정으로 어제 오랫만에 숙면을 취할 수 있었다며, 그동안 골다공증 중세가 심하여 엎드리지도 못할 정도였으며, 계단을 오르내리기 조차 힘들었는데 모든 것이 정상인 처럼 돌아온 느낌이라고 하였다.

　부인의 설명을 듣고 보니 증세가 워낙 심하여 구두를 신지도 못하고 심지어 남편과 각 방을 사용할 정도였는데 기적같이 좋아졌다며 거듭 감사의 뜻을 전해왔다. 그리고는 한번 찾아뵙고 싶다는 의사를 전해왔다.

　그날 오후 오윤영 장군님 부부를 만났다. 가족과 친지들 까지 다 같이 오셨다. 부인은 필자를 보자마자 "제 신발을 한번 보세요. 얼마만에 신어 보는 구두인지 모릅니다."며 연신 기뻐하는 표정을 지었다. 바닥이 푹신한 운동화를 신고 다녀도 걸음 걷기가 불편해서 늘 조심하고 다녔는데, 이렇게 구두를 신고도 자유로우니 얼마나 기쁜지 모른다고 했다. 덧붙여 계단도 아주 수월하게 오르내릴 수 있다고 하였다.

　이날 함께한 모든 분들에게 초염력에 대해서 이해하기 쉽게 설명해 드렸다. 즉 초염력은 말로서 설명되는 것이 아니라 누구든지 참된 마음으로 자신의 바램을 염원하시는 분은 초염력의 초상현상에 의하여 설명을 대신해서 아름다운 결과를 직접 눈으로 확인할 수 있다고 이야기해 주었다. 그래서 자리를 함께 하는 것만으로도 아름다운 결과가 나타남을 강조해 주었다.

　다음날 이들 부부로부터 다시 연락이 왔다. 주변에 자신들이 체험한 내용을 설명하였더니, 많은 사람들이 필자를 만나고 싶어한다는 것이었다. 당시 필자는 귀국 준비를 하느라 일체의 약속을 하지 않은 상태였다. 하지만 이들 부부는 생각보다 많은 사람들을 소개하여 귀국 일정을 제대로 맞출 수 없었다. 개개인의 딱한 사정을 물리칠 수 없어 하는 수 없이 귀국을 연장할 수밖에 없었다

2003년 8월 하순, 오장군님의 부인은 필자와 통화를 하면서 그동안 매우 건강이 좋아져서 지팡이를 사용하지 않고 보행하고 있다고 전했다. 수년 만에 한국으로 여행계획을 세웠다며 꼭 만나고 싶다고 했다.

5. 강연장 참석 만으로 결핵임파를 회복하다

1991년 말 KBS 부산홀에서 초염력 강연회가 개최되었다. 3천 여명의 대관중이 운집한 곳에서 기적같은 일이 발생하였다. 가정주부인 강희수씨(여, 당시 54세, 부산 영도구 동삼동 거주)는 당시 모 은행에 근무하고 있던 ESP회원의 소개로 이날 강연회에 참석하였는데, 그는 전신 결핵임파로 병원에서도 포기한 상태의 환자였다. 가족의 부축을 받아 참석한 이 분은, 강연 도중 표현할 수 없는 빛무리가 내려 쬐임을 느끼는 순간 온 몸에서 불덩어리가 치솟아 오름을 느꼈다고 한다. 강연이 끝나자마자 갑자기 화장실을 찾은 강씨는 10년 만에 처음으로 약을 복용하지 않고 변을 봤다고 한다. 그간 심한 변비 증세도 동반하고 있었던 것이다. 집으로 귀가해서도 설사를 연속해서 여섯 번이나 하게 되었는데, 그럼에도 왠지 몸이 가벼워진 느낌을 받았다고 한다. 그 변으로 자신의 몸에 있던 임파덩어리가 모조리 빠져 나왔던 것이다. 임파혹의 악취로 몸에서 고름이 나고 하던 것이 단 한번 초염력을 받고서 기적같이 변을 통하여 체외로 빠져나온 것이다.

물론 강씨가 집에 돌아오자 마자 화장실을 들락 거리면서 특별한 변을 보았다는 이야기를 전해듣는 순간 가족들은 모두 '이제 죽는구나' 라고 체념을 했었다고 한다.

그런데 놀라운 기적이 일어난 것이다. 그 후 강씨는 완치되었던 것이다. 그 후 강씨가 초염력 강연에 참석한 후 나왔다는 소문이 집안에 퍼지자 여태껏 이런 사실을 부정하던 사람들까지 초염력의 위력을 새삼 실감하고 한바탕 흥겨운 잔치가 벌어졌다고 한다. 어려움에 처한 사람을 돕고 행복의 길로 인도하려는 ESP의 참 뜻이 잘 나타난 예라서 실로 가슴 흐뭇한 일이 아닐 수 없었다.

10년이 지난 지금, 강씨는 보통사람들과 다름없는 건강한 모습으로 식당업을 하며 바쁘게 살고 있다.

6. 택시 안에서

(1)

1993년 어느날, 필자는 중국행 비행기를 타기위해 서울 신사동에서 김포공항을 가기 위해 택시를 타게 되었다. 가방을 싣고 택시에 타려고 하는 순간 택시 기사 하는 말이, "혹시 내 목이 똑 바릅니까?" 하고 물어왔다.

그래서 "예, 바른데요." 라고 하자, 그 기사가 혼잣말로 "거 참 이상하다 조금 전까지 오른쪽 눈이 아파서 오른쪽 눈을 감고 목을 우측으로 45도 가량 돌려 앞을 보면서 운전을 하였는데, 갑자기 눈도 아프지 않고 고개도 저절로 바로 돌려졌다." 고 했다. 그는 조금 전까지 만 해도 눈이 아파서 일을 쉬어야 겠다고 생각하고 손님도 태우지 않고 집으로 가는 중이었는데, 자신도 모르게 손님을 태우게 되었다고 아주 신기해 하였습니다.

그래서 필자는 초염력의 초상현상에 대해서 설명을 해 주었다. 특별히 송념(送念)을 하지 않고, 함께 있는 것만으로도 초염력의 효과를 체험한 사례인 것이다.

(2)

부산 수영동에서 장전동 금정성당까지 가는 택시 안에서 기사님과 대화 중에 초염력에 대한 설명을 하고 있었다.

기사님이 자신은 평소 팔이 많이 아파서 기어를 움직이려면 허리까지 돌려야 했었는데, 갑자기 팔이 가벼워 지면서 저절로 잘 움직여진다고 하였다. 귀한 분을 모셔 몸이 좋아졌다고 감사의 표시로 요금을 받지 않겠다고 했다. 그래서 필자는 그 돈은 이미 우리 두 사람의 돈이 아니니, 불우이웃돕기로 사용하시라고 했다.

(3)

미주지역 순회강연을 마치고 귀국하기 위해 뉴욕 후르싱에서 캐네디공항으로 가는 도중, 택시기사님이 매우 친절하게 대해 주셨다. 필자는 감사의 뜻으로 기사님에게 불편한 곳이 있으면, 그곳을 마음 속으로 '좋아졌으면' 하고 생각하면서 운전에 전념하시라고 권하였다.

3분도 되지 않아 팔을 옆으로 움직일 수 있다고 좋아하면서, 너무 기쁜 나머지 신기하다며 필자를 보기 위해 백밀러로는 자세히 볼 수 없다며, 목을 돌려 뒤로 돌아보았다.

그 기사님은 수 년 동안 팔이 좋지 않아 고생을 하고 있었는데 뜻밖에 귀인을 만나 어려움을 해결했다는 것이였다. 그러면서 요금을 받지 않겠다고 하여 결국 무료로 이용하게 되었다.

이후 미국을 방문할 때마다 그 기사님에게 연락하여 건강을 물어보니 그 이후 지금까지 아무 이상없이 건강하시다면서 감사해 했다.

7. 함양성당의 체험사례

　1986년도 경, 경남 함양에 있는 함양성당의 주임신부님의 초청으로, 주일미사 후 초염력에 관한 내용을 강연하게 되었다.
　당시 강연은, 성당의 사목위원이신 박성우(그레고리오) 형제의 열성적인 노력으로 행사가 주선되었다. 성당에서는 일주일 전 부터 이 행사를 홍보하게 되어 참석하신 분들은 성당 안을 꽉 채웠다. 그 자리에는 주로 나이드신 노인들이 주류를 이루었고, 간간히 어린 청소년들도 섞여 있었다. 성당의 수녀님들도 호기심 반으로 참석하여 가히 성대한 풍경이었다.
　강연 내용은 먼저 '질병의 원인이 무엇인가?' 부터 시작하였다. 그리고는 질병을 극복하기 위해서는 무엇보다도 주식을 바로 섭취하는 일이라는 것을 강조하는 정식법(바른 식사방법)을 강의하면서, 마음을 다스리는 방법과 올바른 기도 방법을 강조하였다. 그것은 그동안 잘못되어 있던 몸과 마음을 바로 잡아야 하기 때문이다.
　다음으로 초염력을 활용하여 불편한 건강을 바로 지도했다.

　이날 함양에서 멀리 떨어진 안의면에 소재한 안의공소에서 뒤늦게 오신 분이 있었다. 그 분은 앞부분의 이야기가 끝나고, 초염력 지도가 시작될 무렵 도착하였다. 그런데 강연장에 들어와 앉는 순간, 그동안 오그라져 있던 팔 다리가 펴지기 시작했다. 그런데 이 분은 그동안 중풍으로 12년 동안 왼쪽 팔과 다리의 마비로 심한 고생을 해 오신 분이었다.

　어떤 할머니 한 분은 엉엉 울기도 하였는데, 이런 경우는 몸의 나쁜 기운이 빠져 나갈 때 흔히 일어나는 현상의 하나이다. 어린 청소년들은 손바닥에 금분이 발생하는 현상도 있었다.

이날 강연 후 관절염, 위장병 등으로 고생하시던 많은 분들이 건강을 회복하였는데, 특히 70대 할머니 한 분은 그동안 몸이 불편하여 바깥 나들이를 거의 못하신 분이었다. 그래서 주변사람들의 부축을 받아 오셨는데, 이날 강의가 끝나고 집으로 돌아가실 때는 아무런 부축없이 스스로 걸어 가셨다.

8. 부산 반송성당의 체험사례

1989년 이수덕(가브리엘) 형제의 주선으로 부산 반송성당에서 가톨릭 운전기사회 회원을 위한 초염력 특강을 가졌다. 늘 하듯이 역시 건강의 중요성과 올바른 마음가짐과 건강법을 먼저 강의하였다. 초염력은 말로써 설명하기에는 너무도 심오한 세계이기 때문에, 이날은 특별히 오링테스트를 통하여 초염력의 세계를 이해할 수 있도록 하였다. 참석하신 분 가운데 스스로 팔힘이 가장 세다고 자부하시는 분을 앞으로 나와 달라고 하였다. 강의 내용을 열심히 메모하고 있던 한 분이 앞으로 나왔다. 한 눈에 건장한 체격으로 손가락의 굵기가 보통사람의 두 배는 되어 보였다.

나는 이 분에게 오른 손에는 오링을, 왼 손에는 볼펜을 쥐게 하였다. 그리고는 볼펜을 보면서, 염력을 넣은 상태와 염력을 보내지 않은 상태를 구분하여 시범을 보였다. 결과는 두 상태의 차이가 너무도 뚜렷하게 났다. 이 분은 신기해 하면서 한 번만 더 해달라고 요청했다. 다시 한번 하였으나 역시 같은 결과가 나타나자, 그 분은 너무나 신비한 나머지 고개를 설레었다.

그 분이 자리로 돌아가기 위해 돌아서서 한 발을 내딛는 순간 갑자기 '앗' 하는 외마디 괴성을 질렀다. 모두들 휘둥그레한 표정으로 그를 바라보고 있으니, 갑자기 자신의 오른발 바지를 걷어 올렸다. 걷어 올린 오른발의 무릎에는 붕대를 칭칭 감고 있었다. 그 분의 말이 "5년 전부터 무릎 관절염이 심해서 차를 다른 사람에게 맡기고 생활해 왔는데 오늘 강연이 특별한 체험을 할 수 있다는 말을 듣고 혹시나 하는 마음으로 와서 맨 앞자리에 앉아서 열심히 경청하고 있었다" 는 것이다. 그런데 갑자기 "무릎관절이 나아졌다" 며, 붕대를 풀어 헤쳐 보이고는 무릎을 구부리고 펴면서 나은 것을 보여 주었다. 순간 강연장 안에는 우레와 같은 축하의 박수가 쏟아졌다. 또 한사람은 평소 위장병으로 속쓰림이 심하였는데 그날 이후 그 증상도 씻은 듯이 사라졌다고 고맙다는 연락을 하였다.

9. 부산 금정성당의 체험사례

부산 금정성당의 주임 신부님으로부터 건강세미나 요청이 왔었다. 사실 종교단체에서 강연 요청이 오면, 모든 면에서 부담과 함께 조심스러움이 앞선다. 혹 자칫 초청인에 대한 결례(?)가 발생하거나 본인에 대한 오해(종교를 상술에 이용하는 것이 아니냐는 오해) 등이 있을 수 있기 때문이다.

그래서 항상 강연에 앞서 오해의 소지가 없도록 미리 양해를 구하기도 한다. 이날도 그같은 양해의 말씀을 먼저 구하고 강연에 들어 갔다.

강연을 마치고 나오는데, 성전 뒤에서 많은 신자들이 필자를 에워싸며 모여 들었다. 그동안 허리 아픈 증세나 심장 통증이 나은 것 같다며 이야기 해 주었다. 돌연 여신자 한 분이 내 손을 잡더니 자신의 가슴에 대는 것이었다. 심장 통증이 갑자기 가라앉았는데,

계속 더 좋아지게 해 달라는 바램으로 자신의 가슴을 만져 달라는 것이었다. 순간 당황했다. 그런데 옆에 있던 할머니 한 분도 나머지 손을 잡더니 자신의 가슴에 대는 것이었다.

　물론 고통을 받아왔던 분들의 입장에서보면 이러한 행동은 이해가 되지만 필자로서는 난처한 지경에 이른 것이다. 그렇다고 무작정 손을 뺄 수는 없지 않은가. 그럴때는 그 분들 바램의 마음을 다치게 할 수 없기 때문에, 다소 난처할지라도 상황의 흐름에 맡겨둘 뿐이다.

　강연을 할 때마다 연구원 소식지를 늘 가져가서 나누어 가져갈 수 있도록 한다. 혹 강연 참석을 못하신 분들이 활용할 수 있도록 하기 위해서이다. 이 날도 신자 한 분이 소식지를 가지고 집으로 갔다고 한다. 강연에서 설명한 대로 그 분은 집에서 자신의 아픈 부위에 소식지를 대고 아픈 곳이 전처럼 좋아지기를 염원했더니, 평소의 속쓰림이 없어지면서 편안했다고 한다. 너무도 신기해서 평소 어깨결림이 있던 딸에게도 그렇게 활용했더니, 역시 효과가 있었다고 고마움을 표하는 연락을 해 왔다.

　그 후 이 분이 다시 연락이 왔는데 주위의 다른 불편한 사람들에게도 같은 효과가 있었다는 것이었다.

　소식지는 그저 인쇄물에 지나지 않는다고 생각하겠지만 때로 초염력의 분신 역활을 톡톡히 한다. 물론 연구원에서 발행하는 모든 인쇄물(소식지, 책자, 명함 등) 뿐 아니라, 본 연구원 인터넷 웹사이트도 우주의 마음 에너지가 깃들어 있다.

　소식지 만으로도 좋은 효과를 보았다는 사례가 많다. 통증이나 질병의 치료 뿐 아니라 알코올 중독자가 정상적인 생활로 되돌아

왔다는 이야기, 가정 불화가 회복되었다는 이야기, 직장을 구했다는 이야기 등 이루 헤아릴 수 없다.

특히 소식지 만 가지고 멀리있는 가족과 자녀를 위해 소원 청했더니, 소원대로 이루어졌다는 이야기를 전해 오는 분들도 있다.

10. 나환자 촌 이야기

필자의 고향은 함양이다.

함양 인근에 나환자촌이 있다. 어느날 평소 인연이 있던 그곳 우경식(레오) 원장님의 요청으로 그곳을 방문하게 되었다.

이곳에서 만난 환우 한 분이 오른 쪽 팔이 마비되어, 평소 혼자서는 세수나 머리 빗질뿐 아니라 스스로 옷도 갈아입지도 못하는 상태였다. 그간 필자의 근황을 알고 계시던 우 레오 원장님께서 그 환우를 소개하시면서 도움을 요청하셨다. 나는 그 분에게 편안한 자세를 취하게 한 후 마음을 가다듬고 정성을 다해 염력을 전하였다.

염력지도가 끝나자, 환우는 갑자기 몸이 공중에 '부~웅' 뜨는 것 같은 기분이 들더니 마음이 편안해 졌다고 했다. 그 다음에 이제 팔을 가볍게 움직여 보라고 했다. 반신반의 하던 그 분은 서서히 팔을 움직이더니, '어어' 하면서 완전히 팔을 위로 올렸다. 이번에는 좌우로 흔들어 보라고 했다. 마치 황당한 듯 멀건 표정을 하시던 그 분은, 마침내 팔을 자유자재로 움직이기 시작했다.

옆에서 지켜보시던 다른 환우 한 분이 허리디스크로 고생을 하고 있는데 도와 달라고 했다. 그 분은 정도가 심하여 좌골신경통까지 있어서 걸음을 걸을 때마다 심한 통증으로 매우 고생하고 있었다. 그래서 수술을 하려고 준비 중이라는 것이었다. 그 환우 역시 그 자리에서 편안하도록 해 주었다. 물론 평소 나의 초염력 건강법을 알고 계신 우 레오 원장님이셨지만 자신의 눈으로 직접 확인 하시기는 처음인지라 놀라워 하셨다.

　그 후 이 마을에 가면 사람들은 필자를 만나면 '젊은 도사(?)'라는 애칭을 붙여 호의를 표하곤 했다. 이 마을의 소식은 전국의 나환자촌 환우들에게 전해졌고 얼마 후 부산 용호동에서 환우 한 분이 찾아 뵈어도 되겠느냐고 연락이 왔다.
　물론 본 필자는 환영했다. 하지만 어딘가 그 분들은 다른 분들에게 폐가 될까 주저하시는 표정이 역력했다. 그런 면에 신경은 전혀 쓰시지 말고, 편안한 마음으로 오시게 했다. 매우 뚱뚱한 체구를 지니신 그 분은, 허리 디스크와 무릎 관절염으로 오래 고생하신 할머니였는데 무려 네 분이 부축을 하고 오셨다. 그간 오랫동안 병원을 전전하면서 수술을 할까 마음을 먹고 있던 차에 소문을 듣고 연락을 했다는 것이다. 첫날 자연 건강법과 식이요법을 지도한 후, 마음과 습관을 바꾸어야 한다는 것을 이해시키고 염력지도를 하였다. 이날 할머니가 집으로 돌아가실 때는 아무런 부축없이 혼자서 계단을 걸어 내려 가셨다. 참으로 감사한 일이었다.
　약 열흘 간 매일 방문하여 건강지도를 받은 후로는, 생활에 불편함 없이 잘 지내고 있다는 소식이 전해 왔다.
　그 후 공개 강연회 때 일부러 할머니를 통하여 동료 환우들을 초대하기도 하였으나 시간이 지나자 다른 일반인들과 나에게 폐가 될까 주저해 하면서 발길이 끊어졌다.
　필자는 그 분들의 고통과 어려움을 누구보다 잘 이해한다. 여행도 마음대로 할 수 없으며, 특히 대중음식점이나 숙박업소에서는 돈이 있어도 문전박대를 당하기 일쑤이니 병도 병이거니와 그런

천형(天刑)이 어디에 있을까?

혹시 이 글을 읽으신 환우들께서 필자의 능력을 필요로 하시면 언제든지 최선을 다하여 도움 드릴 것을 약속드린다.
그리고 우리 모두 그 분들에게, 세상의 착한 벗으로서, 그들 생활의 어려운 부분을 이해하고, 불편이 없도록 해 주는 나눔의 아름다운 마음을 지녀야 한다고 생각한다.

9. 지구 반대편에서 걸려 온 전화

1994년 6월 어느날, 평소처럼 연구원 사무실에서 상담하고 있었다. 여직원이 프랑스 파리에서 국제전화가 왔다며 연결해 주었다. 전화선을 타고 들려온 중년여성의 목소리는 매우 떨고 있었다. 회원 OO라고 소개하면서 남편과 함께 딸이 유학하고 있는 파리에 왔는데, 평소 심장질환과 고혈압 증상이 있는 남편이, 무리한 여행 탓인지 심한 심장압박과 함께 고열과 호흡장애까지 수반하고 있다는 것이다. 그래서 이곳 파리의 병원에서 일주일 간 치료를 받았는데 증세에 차도가 없다는 것이었다. 귀국하여 정상적인 치료를 받고 싶어도 심장병과 고열, 그리고 호흡장애로 비행기를 탈 수 없어서 곤란한 처지에 있으니, 꼭 도와 달라는 내용이었다. 전화를 직접 바꿔주고 싶어도 남편이 전화도 못받을 정도로 좋지않은 상황이라고 말하였다.
수화기를 통하여 전해오는 목소리도 매우 숨가빠했다. 혹시라도 외국에서 남편에게 좋지않은 일이 발생할까 걱정하는 느낌이 생생했다. 남편이 다소 호전될 수 있도록 전화로 염력을 청하는 것이었다.

필자는 '남편이 전처럼 회복될 수 있게 바램을 부탁합니다.' 라는 소원을 마음 속으로 염원하라고 한 뒤, 전화로 정성을 다하여 염력을 보냈다. 염력을 보낸 뒤 남편의 상황을 물었다. 호흡이 많이 좋아지고, 이제는 목을 제대로 가눌 수도 있으며, 편안히 자리에 앉을 수도 있다고 하였다. 그러면서 전화로 남편을 바꾸어 주었다. 남편에게 한번 더 염력을 보내주었다. 염력이 끝나자 많이 편안해졌다고 하였다. 조금 전 까지만 하여도 머리가 터질듯이 아프고 심장의 통증과 가슴의 압박감, 게다가 온몸에서 열이 났었는데 지금은 괜찮다는 것이었다. 그리고 지금 그곳은 새벽 2시인데 그때까지 통증으로 잠들지 못했는데, 이제는 졸음이 온다며 연신 감사하다는 말을 몇차례나 했다.

다음날 그들로부터 연락이 없었다. 내 입장에서는 추가 연락이 없으면 오히려 편하다. 일단 상황이 호전된 것으로 믿어도 되기 때문이다. 며칠이 지난 어느날 외출에서 돌아오니 여직원이 이들 부부가 다녀갔다고 전해주었다.

그날 염력지도를 받은 뒤 다음날 건강이 매우 호전되어 전혀 별다른 치료를 받지 않고도 곧바로 귀국하였다며, 감사 인사차 들르셨다는 것이었다.

오히려 내가 감사할 일이었다. 초염력이 지구 반대편까지 즉시 그 효력을 보여줌으로서, 한 가족에게 행복을 전해주었기 때문이다.

제5장

사진으로 보는
한국초염력연구원 활동

- 2000년 미주지역 순회 활동
- 2001년 미주지역 순회 활동
- 2002년 미주지역 순회 활동
- 2003년 미주지역 순회 활동
- 기타 해외 순회 활동
- 국내 활동

필자는 지난 2000년 6월부터 7월, 9월 부터 11월까지 두차례에 걸쳐 미주지역 순회강연을 다녀왔다. 당시 순회강연은 미국에 거주하고 있는 회원들의 요청으로 방문하여, 한국의 ESP - 초염력을 미주지역에 소개하면서 교민사회 뿐 아니라, 현지인들에게도 큰 반응을 불러 일으켰다. 당시 미주지역 방문 활동을 소개하면 다음과 같다.

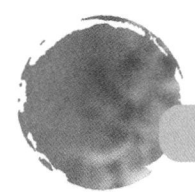

2000년도 미주지역 순회활동

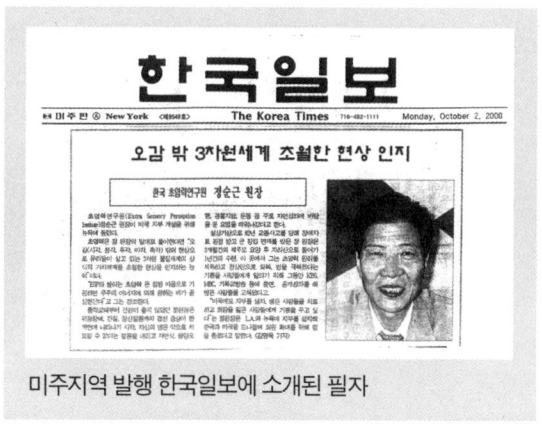

미주지역 발행 한국일보에 소개된 필자

▶ L.A. West Wilshire 라이온스 클럽 초청강연 (2000. 6. 27)

2000년 6월 27일 L.A. West Wilshire 라이온스클럽의 초청강연회에서 180여명이 참석한 가운데 특별강연을 가졌다.

▶ L.A. 그레고리오성당 청·장년회 초청강연 (2000.7.9)

L.A. 그레고리성당 청·장년회 초청으로 초염력 특강을 가졌다. 이 날 본당 사목회장과 청·장년 회원들이 모인 가운데 건강과 신앙생활에 대해 강연이 있었는데, 초염력을 통한 건강과 신앙, 기도 방법을 소개하였다.

▶ 마리아 레지나 천주교회 요셉회 강연 (2000년 7월)

▶ 대한예수교 장로회 Los Angeles 갈보리교회 담임목사 초청 강연(2000년 7월)

▶ L.A. 장애인협회,Derek Lantzsch 지도팀장 요청강연 (2000년 7월)

▶ 세도나 입구 힐튼호텔에서 강연(참석인 300명)

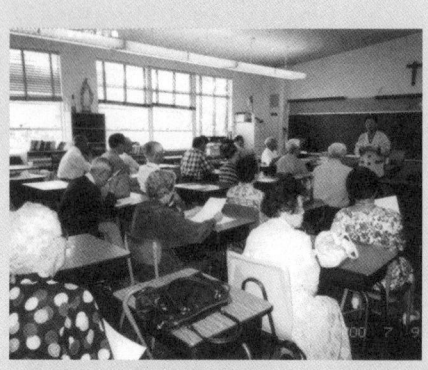
마리아 레지나 한인천주교회 요셉회 초청 강연 중인 필자

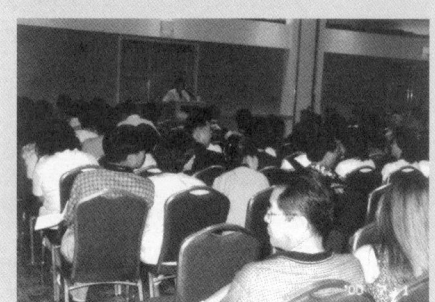
세도나입구 힐튼호에서 강연 중인 필자

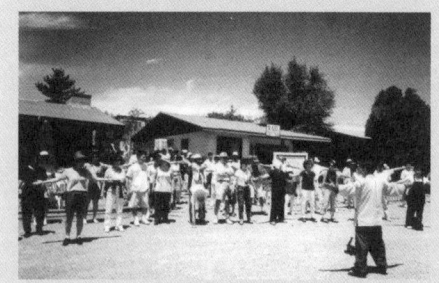
세도나 메인타운에서 초염력을 지도하고 있는 필자

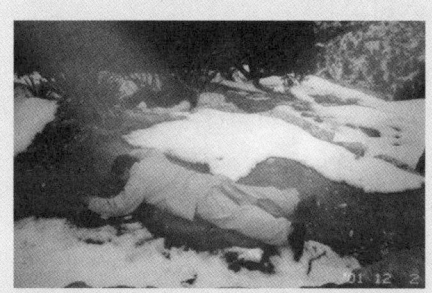

GRAND CANYON에서 침구하고 있는 필자

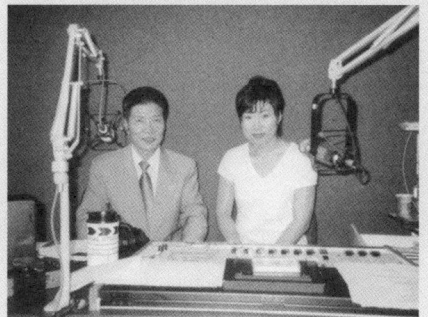

2000년 9월 NEW YORK의 RADIO SEOUL에 출연한 필자

▶ 그랜드 캐니언(GRAND CANYON)을 방문

미국 애리조나주 북부에 있는 국립공원 그랜드 캐니(GRAND CANYON)은 태고의 신비를 잘 간직되어 있는 곳이다. 필자는 대자연이 살아 숨쉬고 있는 그곳 현장에서 대자연(대우주)에 감사 침구를 하였다.

▶ New York Radio Seoul과 TV 등에 출연하여 초염력 소개

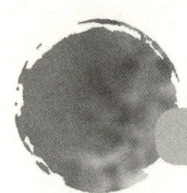

2001년도 미주지역 순회활동

  필자는 2000년도에 이어서 2001년에도 9월부터 12월까지 미주지역을 방문하였다.
  한국초염력연구원의 활동이 국내에서 많은 사람들에게 널리 알려지게 되자, 해외에서도 본 연구원에 대한 많은 궁금증을 가지고 초청강연을 요청하였으나, 대부분 국내 일정 관계로 제대로 연결되지 않았다.
  하지만 미주지역 방문일정은 2000년 방문 당시 이미 예정되어 있었던 관계로 이 해에 재방문하게 된 것을 일정별로 사진과 함께 소개한다.

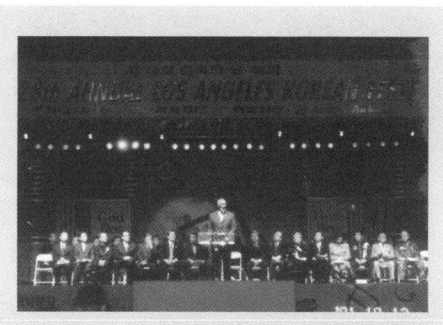

L.A. 제28회 한국의 날 행사장

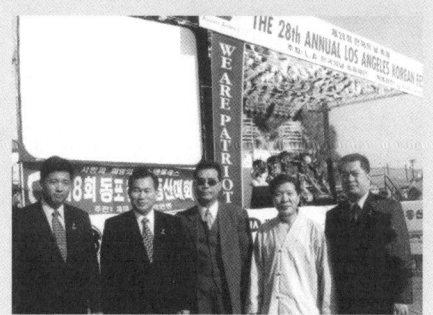

L.A. 제28회 한국의 날 행사장 입구에서 관계자들과 함께
(사진 중앙 L.A. 한국의 날 축제재단 이사장 겸 재미 대한체육회 김남권 회장)

▶ L.A. '제28회 한국의 날'
 (2001. 10. 11~10. 14)
 축제재단 초청 방문

2001년 L.A.에서 개최된 '제 28회 한국인의 날'을 맞이하여 대회 준비위원회로부터 초청받아 방문하였다.
(대회장; 계무림, 명예대회장; 하기환, 재단이사장; 김남권, 준비위원장;강종민,)

▶ 뉴욕 백림사 개산대제 초청 초염력 특강

2001년 10월 21일. 뉴욕 인근에 있는 한국 사찰인 백림사를 창건하신 혜성 주지스님의 초청으로 방문하여, 화엄신종 타종식에 참석한 후 초염력에 대한 특강을 실시하였다.

▶ N. Y. 한인회 임직원 ESP지도 (2001. 10. 23)

뉴욕 한인회 Andrew Sokchu, Kim 회장으로 부터 방문 요청을 받아 관계 임직원들에게 초염력에 대한 강의를 한 후 기념패를 전달 받았다.

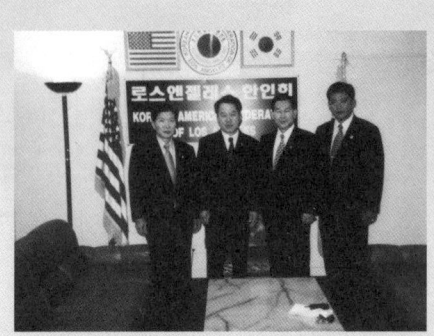
L.A. 한인회 사무실에서 초염력 지도 후 기념촬영
(사진 좌로부터 저자, 하기환 L.A. 한인회장, 성태진 위원장, 강종민 한인사업가협회장)

▶ 한승수 외교통상부장관 UN총회의장 취임기념 동포 만찬회 초청 참석

▶ 뉴욕 한인 태권도 협회 방문 (2001. 10. 24)

뉴욕 한인태권도협회 초청을 받아 초염력의 관점에서 체력과 신체의 유연성에 대하여 강의 한 후, 개인별 건강 자가진단법을 지도하고 각종 자세 체크와 더불어 초염력 특강을 실시하였다.

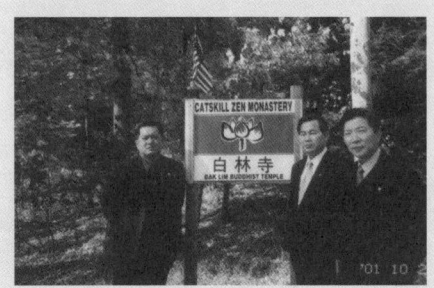
뉴욕 백림사 입구에서

▶ L.A. 코리아타운 교민회장 초청 ESP-초염력지도 (2001. 10. 28~12. 10)

L. A. 코리아타운 교민회(회장; 계무림) 초청을 받아 강연후 교민회장

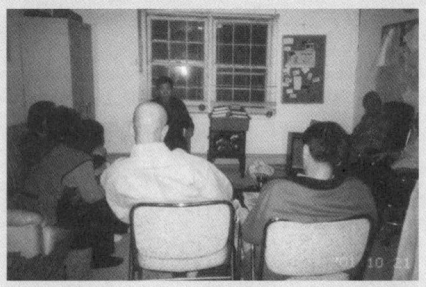
뉴욕 백림사에서 초염력 특강을 하고 있는 필자

집무실에서 감사의 뜻과 함께 기념 선물을 전달받았다.

▶ **캘리포니아 주 WestEast Medical Group 초청 강연**
(2001. 11. 25)

캘리포니아 주 WestEast Medical Group의 한방 및 대체의학 연구 관계자들의 초청을 받아 대체의학적 측면에서의 초염력에 대하여 강의하였다. 강의 후 미국 내에서 초염력 관련학과 신설에 대한 다양한 의견 교환이 있었으며, 빠른시일 내 실행에 옮기기로 하였다.

▶ **미 의회(국회) 특별 표창장**
(2001년도 최고의 공로상) **수여**

필자는 2001년 12월 7일, 미 의회로부터 『2001년도 최고의 공로상』을 수상했다. 수상 내용은, 필자가 그동안 미국과 한국, 그리고 미국 내 한인 사회에서 고통 중에 있는 사람들에게 베푼 지도와 배려에 대해서 참된 우정의 선물이라는 내용이었다.

미 캘리포니아 제34지구 의회 의원인 Grace J. Napolitano의원으로부

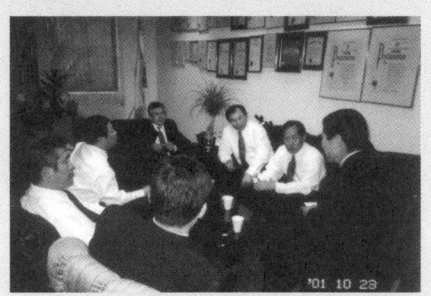
뉴욕 한인회 사무실에서 초염력에 관하여 환담

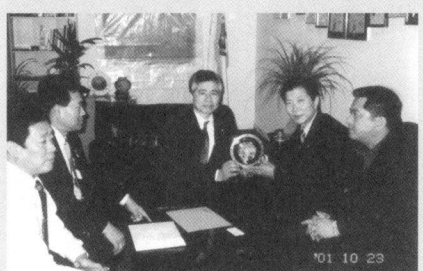
뉴욕 한인회장으로부터 기념패를 받는 모습

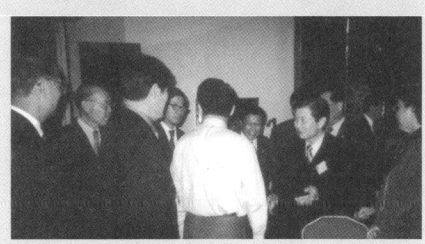
2001년 10월 23일 한승수장관의 만찬회 초청
(사진 중앙 한승수 전 외교통상부 장관, 오른쪽 필자)

터 수상했다.

▶ South Baylo 대학 초청 방문(2001. 12. 10)

캘리포니아 주에 있는 South Baylo 대학의 초청을 받아 대체의학적 측면에서의 초염력에 대한 강의와 지도를 하였다. 강연 후 사우스 밸리대학 (총장 ; David J. Park., ph.D.)과 YUIN UNIVERSITY(Scool of Theology)에서도 초염력에 대한 깊은 관심을 표명하여 한국초염력연구원과 함께 관련학과 신설에 관한 논의를 하였다.

▶ L.A. ANGEL'S MISSION 초청 강연 (2001. 10. 26)

L.A.에 있는 엔젤스 선교회 (이사장 계무림) 초청을 받아 초염력 강연을 하였다.

▶ 미 남부 카운티조합 엘에이 카운티 노동연맹 Raymond L 회장의 특별 감사장 수여받음(2002. 12. 10)

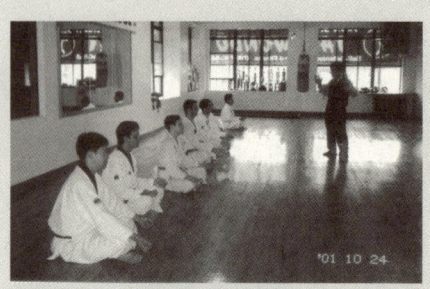

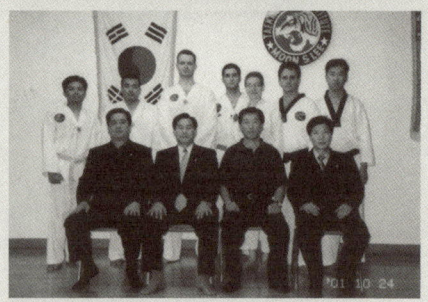

2001년 10월 뉴욕 한인태권도협회에서 실시한 초염력 강의와 기념 촬영

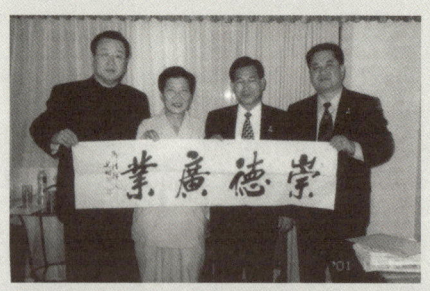

L.A. 코리아타운 교민회 계무림회장 (사진 왼쪽)과 함께

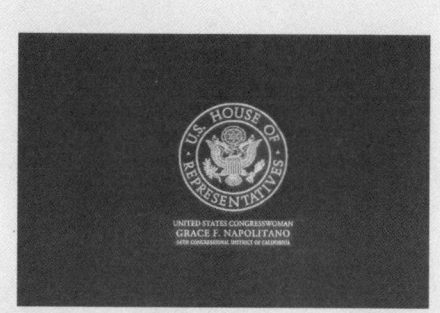

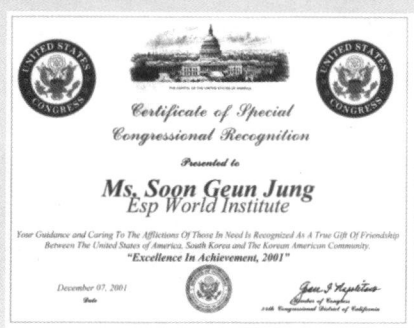

2001년 12월 미 의회로부터 수상한
특별 표창장(표지와 내용)

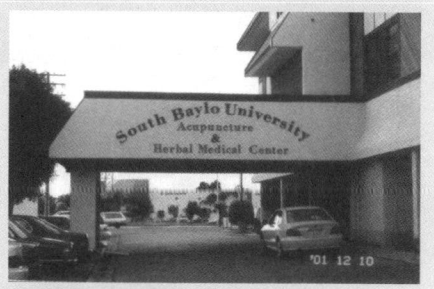

한국초염력연구원과 초염력에 관한 연구와
교류를 진행했던 South Baylo 대학

2002년 12월 10일, 필자는 미국 남부 카운티노동조합 '레이몬드 L' 회장으로부터 특별한 정성이 담긴 감사장을 받았다. 한미교류 홍보사절단 성 태진 단장(2002년 월드컵 성공 국민운동본부 부총재)의 소개로 만난 '레이몬드 L' 씨는, 40년 전 군복무 중 오른쪽 무릎과 양팔을 부상 당했다고 한다. 그는 그간 8차례에 걸친 수술에도 불구하고 다리와 무릎을 굽힐 수 없고, 안면 근육 마비 등으로 많은 어려움에 처해 있었던 것을 필자의 초염력 지도로 회복된 것에 대하여 감사의 뜻으로 수여한 것이다.

(감사장 내용은 48페이지 참조)

▶ **2002년 월드컵 성공 국민운동 본부 미주지역 워싱턴 및 동·중부지역 후원회장 초청 방문**(2001.10.19)

2002년 월드컵 성공 국민운동 본부 미주지역 사무실(상임대표; 김덕곤)을 탐방하여 임직원들에게 초염력을 지도 강의하고 큰 호응을 받았다.

▶ 체중조절과 더불어 건강을 체크한 Loretta Jones 여사

초염력 지도를 받은 후 체중 조절에 성공한 사례는 수없이 많다.

미 L.A. 인근에서 개인 사업을 하고 있는 Loretta Jones 여사는 허리 디스크와 관절염, 체중 조절을 위해 필자로 부터 초염력 지도를 받은 후 평생 소원을 이루었다고 기뻐했다.

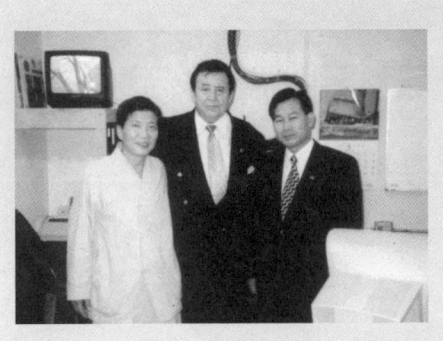

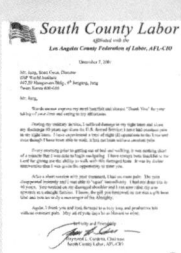

성태진 부회장과
레이몬드 L씨,
그리고 필자(왼쪽)와
레이몬드 L 회장으로부터
받은 감사장

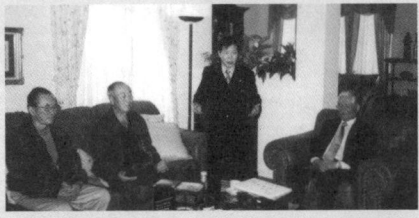

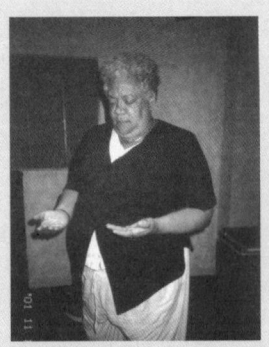

초염력을 받고 있는
Loretta Jones 여사

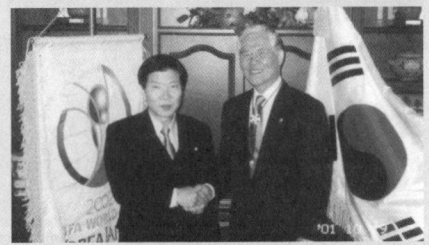

2002년 월드컵 성공 미주지역에서
국민운동본부에서
초염력을 지도하고 있는 필자(왼쪽) 와
김덕곤 회장

2002년도 미주지역 순회활동

필자는 지난 2002년에도 미주지역 순회 강연을 다녀왔다. 당시 순회강연은 미국에 거주하고 있는 회원들의 요청에 의한 정기 방문으로, 한국의 ESP초염력을 미주지역에 소개하고, 초염력의 이해와 활용법을 널리 소개하였다.

▶ L.A. 미 서부지역 재향군인회 초청강연

2002년 10월 8일, 대한민국 재향군인회 미 서부지회에서 '제50주년 재향군인의 날' 기념식에 필자를 초청하여 L.A. 용수산 회관에서 초염력과 건강 강의를 하였다.

▶ 재미 6·25참전 동지회 초청 초염력 강연회

2002년 10월 14일, 재미 6·25참전동지회(회장; 김 봉건) 초청으로 L.A.를 방문, 강연을 가졌다.

L.A. JJ그랜드호텔에서 개최된 이날 행사를 주최한 재미 6·25참전동지회 김봉건 회장은 "늙은 노병들은 아픈 곳도 많다"며 "회원 용사들의 건강유지에 조금이나마 보탬이 될까 해서 행사를 준비했다"고 말했다.

이날 행사는 한국 초염력연구원장이자 ESP생명과학원, VISION 정신문화원 원장을 맡고 있는 필자가 재미 6·25참전 노병들에게 초염력 강의와 건강상담, 그리고 초염력 개인지도를 했다.

행사 진행은 재미 6·25참전동지회 김 봉건 회장께서 인사 말씀과 더불어 자신이 겪은 ESP-초염력 체험사례를 직접 발표하였다.

김봉건 회장은 6·25동란 당시, 문산지역에서 북한군이 매설한 대전차 지뢰 폭발로 인하여 무려 15미터나 공중을 날아가 떨어지면서 척추를 비롯한 온 몸에 중상을 입고 약 3개월 간 기브스하였는데, 당시 열악한 군 의료환경은 결국 허리가 고정되는 장애가 되고 말았다고 한다. 이후로 무릎은 물론, 허리조차 제대로 구부릴 수 없을 정도가 되어서 사회생활에 많은 어려움을 겪어 왔다고 했다.

한국과 미국에서도 그의 장애를 해결하지 못하다가 50년 만에 필자의 ESP-초염력으로 치유되는 기적을 체험했다고 말했다.

이어서 前 여군단장 출신인 박 순길

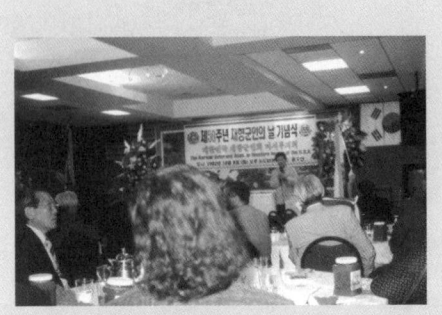
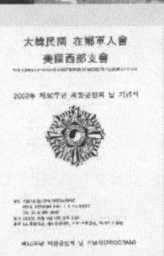

대한민국 재향군인회 미 서부지회 주최 '제50회 재향군인의 날' 기념식 초청장과 기념식장에서 초염력을 강의하고 있는 필자

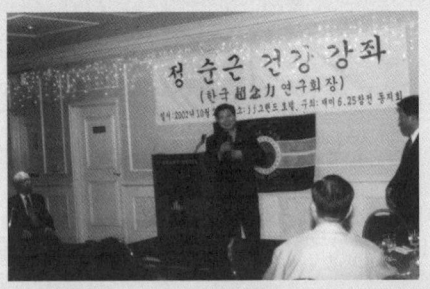

재미 6·25참전동지회 초청 강연을 알리는 현지 신문 보도내용과 초염력을 강의하고 있는 필자

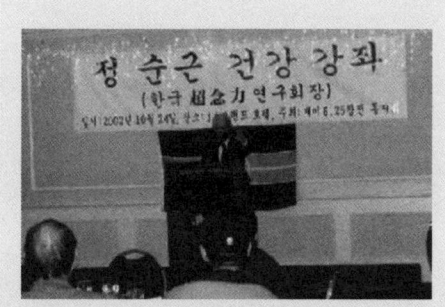

김봉건회장이 인사말과 함께 본인의 ESP 초염력 체험사례를 설명하고 있는 모습

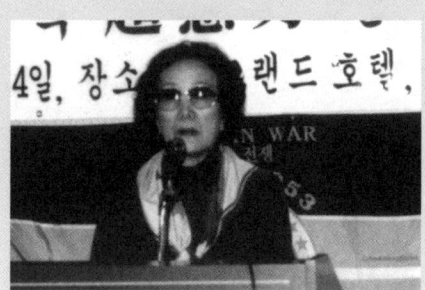

박순길 전 여군단장의 체험사례 발표 모습

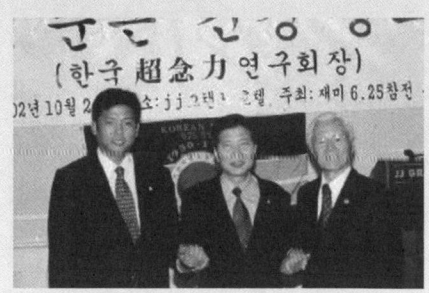

재미 6·25참전동지회 김봉건회장(오른쪽), 필자(중앙), 미주한인사업가협회 강종민회장(왼쪽)

여사와 재미 한인사업가협회 강 종민 회장의 체험사례 발표가 있었다.

강연 후 재미 6·25 참전동지회 김봉건 회장은 필자에게 동지들의 건강을 보살펴 준 것에 대한 감사패를 수여 하였으며, 동지들과 함께 기념 촬영을 하였다.

▶ 미주 한인장애인 연합회 특강

필자는 L.A. 동양선교교회에서 개최된 미주 한인장애인연합회 행사에 참석하여 특강을 개최하였다. 이 날 행사는 미주지역 한인장애자 기금마련을 위한 행사였는데, 필자는 특강을 통해 생활 속에서 활용하는 초염력에 대한 강의와 더불어 소외된 이웃에게 희망을 주는 뜻깊은 행사를 개최한데 대하여 축하와 격려의 말을 전했다.

▶ 중풍, 당뇨, 고혈압 증세를 치유

서예가이자 한의사이신 정학봉 선생은 1980년대 후반에 작은 중풍으로 좌측에 구안와사가 있었고, 1997년 부터는 당뇨와 고혈압 증세가 있은데다, 한번 심장마비를 일으킨 후

시력과 후각에 이상이 있어, 15분 이상 보행이 힘들었다고 했다. 초염력 지도를 받은 후 많은 효과를 받았다며 기념으로 자신이 직접 휘호한 '염력무량(念力無量)'을 선물했다.

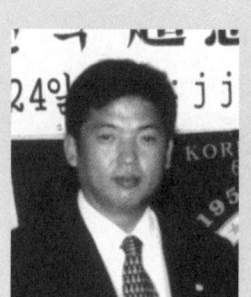
미주한인사업가협회 강종민회장

▶ L.A. 시의원 보좌관 루이스 화이트씨와의 만남

ESP-초염력은 한인 뿐만 아니라 미국 현지민에도 효력을 발휘했다. L.A. 10지구 시의원(LA 10th distiric city councilman deputy) 네이트 홀던(Nate Holden)의 수석보좌관 루이스 화이트(Luise White)씨가 뇌졸중 후유증으로 오랫동안 고생을 하던 중, 필자로부터 ESP-초염력 지도를 받고 많이 호전되었다고 감사의 뜻을 전했다.

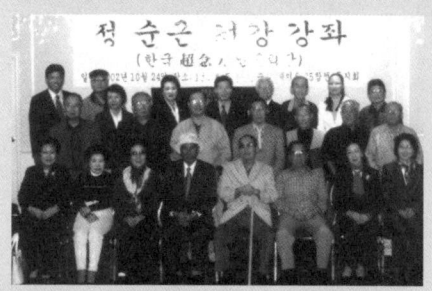
행사를 마치고 참석한 재미 6·25참전동지회 회원들

특히 루이스 화이트씨는 한국말을 전혀 이해하지 못하는 분임에도, 한국어로 된 초염력 테이프를 꾸준히 들음으로써 좋은 효과를 본 것에 대해서 신기하고 놀라워 했다.

루이스 화이트씨 덕택으로 초염력과 초염력 기구는, 언어와 국경을 초월하는 위력이 있음을 입증한 셈

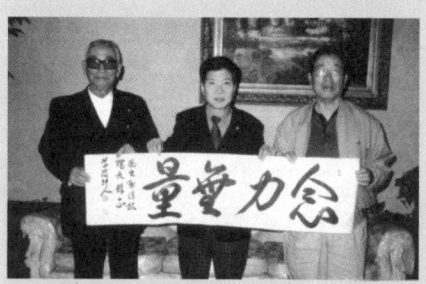
정학봉선생의 감사 휘호

이 되었다.

▶ 즉석에서 건강을 회복한 Colorain씨

N.Y.에서 개인 사업을 하고 있는 교포 '한 벨라뎃다' 사장의 사업장에서 사업 번창을 위한 초염력 지도 후, 당시 사업장을 방문했던 고객 Colorain씨에게 즉석에서 초염력을 전한 후 건강을 회복하게 하였다. Colorain씨는 5년 전 사고를 당하여 수술을 받았으나 후유증이 심하여 무릎을 구부리고 앉을 수 없었으나 즉석에서 회복되었다.

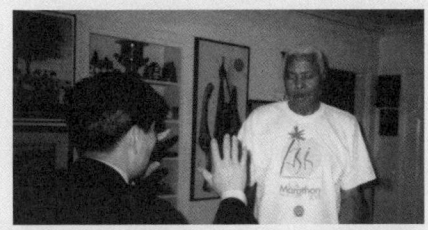

염력을 받고 있는 루이스 화이트와 필자의 기념촬영 모습

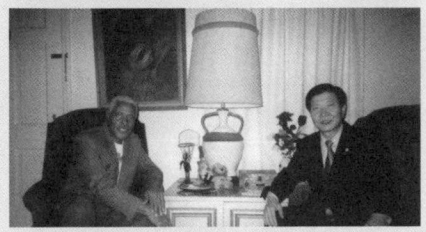

▶ 미주지회 회원 사업장의 사업 번창을 위한 초염력 지도

미주 L.A.지회 유 상근 회원의 사업장인 봉제공장을 방문하여 사업 번창을 위한 초염력 지도를 하였다.

작업장의 안전예방과 생산력 증대에 초염력을 활용하면 큰 효과가 있다.

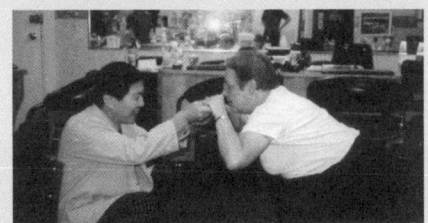

염력을 받고 있는 세로라인씨

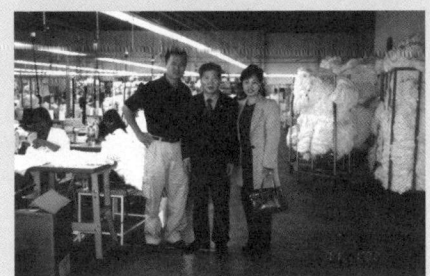

유상근회원 부부

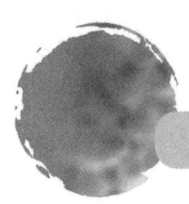

2003년도 미주지역 순회활동

▶ L.A. 시의원 '네이트 홀던'씨의 초대

L.A. 10th District city councilman deputy(L.A. 10지구 시의원) Nate Holden(네이트 홀던)의 수석보좌관인 Luise White(뤼스 화이트) 씨가 뇌졸중 후유증으로 오랜 기간 고생하고 있던 중 초염력 지도를 받은 후 많이 호전된 데 대하여 네이트 홀던 의원으로 부터 감사의 초대를 받았다.

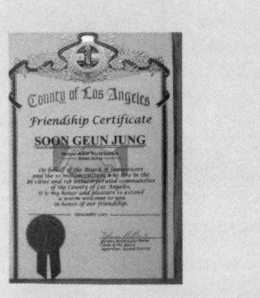

▶ L.A. 시장으로부터 '우정의 증서' 수여받음

2003년 11월 3일, 캘리포니아주 내의 County of Los Angeles 88개의 시와 138개 지역을 대표하여, 미 L.A. 의회 에서 시장으로 부터 우정의 친구로 환영한다는 의미의 증서를 수여 받았다.

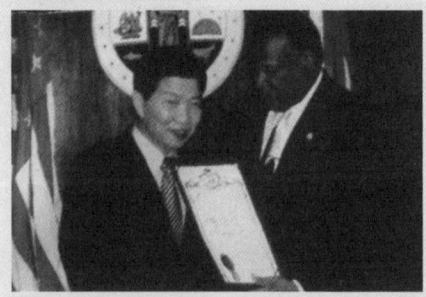

우정의 증서와 수여받는 모습

기타 해외 순회활동

▶ **홍콩 첸민그룹과의 인연**

 홍콩에 본사를 두고 있는 첸민그룹은 홍콩 뿐 아니라, 중국 전역에 걸쳐 다양한 업종별 계열사와 산하 지사를 두고 있는 거대 그룹이다. 계열회사는 건설을 비롯하여, 제약회사, 병원, 백화점, 호텔, 담배 공장, 제빵 공장 등 10여 개에 이른다.

 필자로부터 초염력에 대한 지도를 받아왔던 분들 가운데 1980년대 후반부터 중국을 상대로 무역을 하던 분들이 있었다. 그들은 먼 타국에서 활동하면서 필자에게 가끔 전화로 염력을 받곤했다. 시간이 지나면서 중국내에서 초염력에 대한 관심이 점차 높아지게 되자, 그들의 소개로 1994년 중국을 순방하게 되었다. 먼저 북경에서 그간 전화로 염력을 받아왔던 분들 가운데서도 첸민그룹의 황회장께서 가장 관심을 지닌 분 가운데 한 분이었다. 당시 황회장은 후두가 좋지 않아서 말을 제대로 못하고 있었는데, 초염력의 효과를 보게 되었다. 계열사 산하에는 제약회사를 비롯한 거대 규모의 병원이 있음에도 불구하고 필자의 초염력으로 자신의 질환이 치유되는 것을 직접 체험한 후, 깊은 인연을 맺게 되었다. 이후 황회장은 만사를 제치고서 필자와 함께 산하 계열사를 방문하여, 사업성취

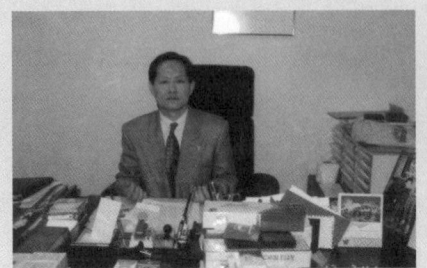

집무실에서 초염력을 받고있는
첸민그룹 황회장

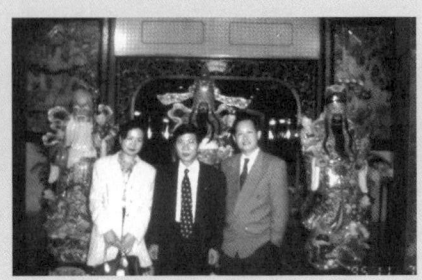

중국 광쩌우시 동방호텔에서
첸민그룹 황회장 부부와 함께

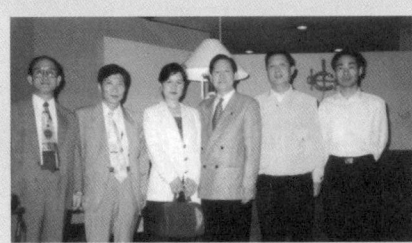

첸민그룹 홍콩지역 관계자들과 함께

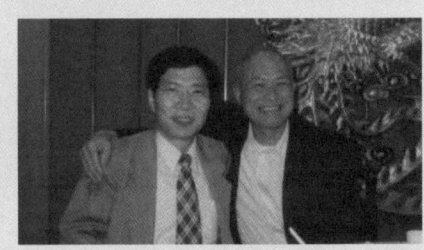

첸민그룹 산하 병원의 병원장과 함께

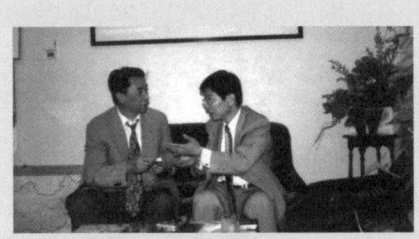

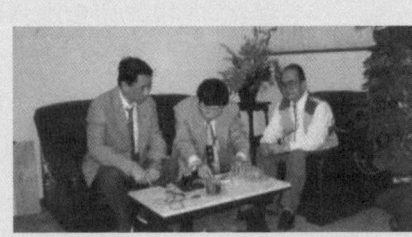

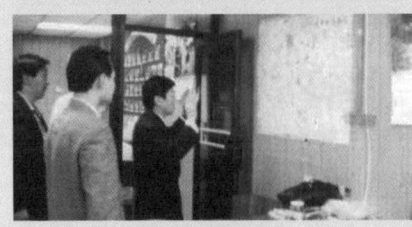

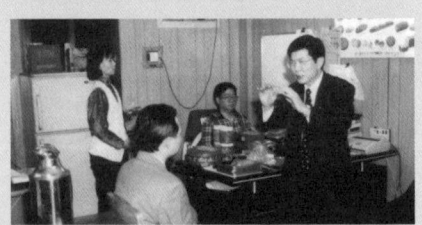

첸민그룹 특별송념
홍콩 첸민그룹 산하 건설회사, 제빵공장 등을 순회하면서 특별송념을 하는 모습

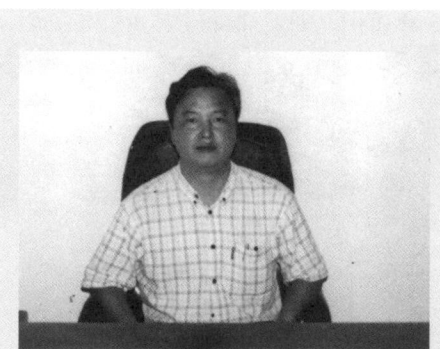

중국 북경의 윤용희사장

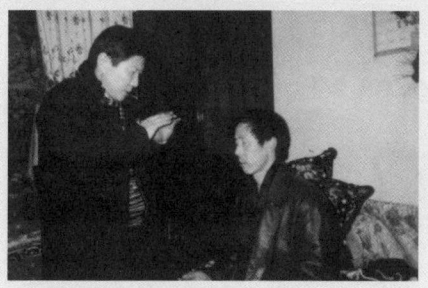

중국 북경에 거주하고 있는 곽가구씨는 심한 위장병을 앓고 있었는데 필자로부터 초염력을 전해받은 후 쾌유하게 되었다.

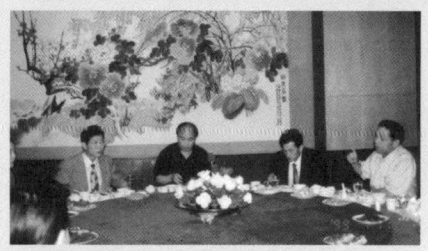

중국 라이우이시 부시장 및 시 간부들과 만찬장에서

를 위한 염력지도를 받으면서 특별한 대우를 해 주었다.

당시 특별한 기억 가운데 하나는 홍콩에 있는 첸민그룹 산하 병원을 방문하였을 때, 병원장이 필자를 병원의 특별자문위원으로 위촉한 것이다.

▶ 중국 북경에서

1994년 중국을 방문하던 때 중국에 거주하는 초염력 회원으로부터 자신이 잘 아는 식당 주인인 윤용희 사장이 교통사고 후유증으로 허리를 못쓰게 되었다는 이야기를 들었다.

윤사장은 필자와 식사를 하면서 이야기를 나누던 초염력에 대해서 알게되고 그러던 중 자연스레 치유가 되었다.

▶ 중국 라이우이시에서

1999년 7월, 중국 라이우이시 시장 초청을 받아 초염력에 대한 강의 후 환경사업과 관련한 자문을 해 주었다.

단기간에 고도의 성장을 이루고 있는 중국으로서는 환경관련 분야에 대한 많은 관심을 가지고 있는데, 특히 라이우이시에서는 특별히 필자에게 향후 환경관련 사업에 대한 모든 자문을 구할 것을 약속했다.

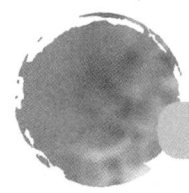

한국초염력연구원의 국내 활동

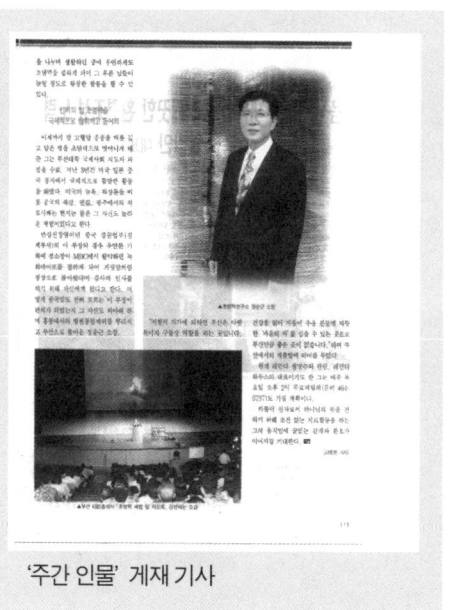

'주간 인물' 게재 기사

　　본 장에서는 그동안 국내에서 전국을 순회하면서 강연한 내용을 사진과 함께 엮었다. 아무리 중요한 문제라도, 대중들의 관심사에서 벗어나면, 그동안의 연구와 노력은 쓸모없는 휴지조각처럼 되어 버린다. 어쩔 수 없이 대중들의 관심사인 건강과 관련한 내용이 대부분 차지하고 있는 점에 대하여 깊은 이해를 바란다.

초염력의 세계 229

필자가 자연건강 운동과 더불어 ESP - 초염력(超念力)의 연구·보급에 앞장 선 것이 40여 년이 되었다.

그 가운데서도 1983년부터는 국내외에서 활발한 연구활동과 더불어 순회 강연을 개최하였다.

그 가운데서도 라디오와 TV 등 방송매체를 통한 범국민 자연건강운동 보급에도 앞장 서 왔다. 하지만 아직까지도 많은 분들이 ESP-초염력(超念力)에 대하여 단순 호기심 정도로 이

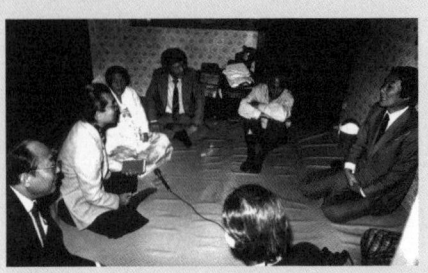

필자는 자연식 연구와 장수학에 대한 연구를 하면서 국내외 관계되는 학자들과 교류를 하고 있었다.
위 사진은 1983년 당시 부산 구포에 거주하시던 103세 할머니 댁을 일본 '모리시다 게이치' 박사와 시립병원장 양달선 박사와 함께 찾아뵙고, 평소 식생활 습관에 대해서 문의하고 있는 모습.
(사진 위 중앙; 필자, 오른쪽; 양 달선 박사)

해하고 있거나 다만 건강과 관련한 한 영역으로 잘못 이해하고 계신 분들도 있다.

물론 건강은 누구에게나 소중한 문제이자 보편적 관심사이기도 하다. 하지만 분명한 것은 ESP - 초염력(超念力)의 세계는 아직도 밝혀지지 않은 많은 비밀을 간직하고 있을 뿐 아니라, 더우기 그 응용과 활용에서는 무궁무진한 영역이 있다는 것이다.

오랜기간을 자연건강법과 초염력을 연구해 온 바에 의하면, 특히 무공해이자 무한대의 에너지를 지니고 있다. 그래서 ESP - 초염력(超念力) 이야말로 앞으로 인류의 건강과 행복한 미래를 책임질 마스타 키(KEY)와도 같다는 굳은 신념을 지니고 있다. 앞으로 ESP - 초염력(超念力)에 대하여 보다 깊고 폭넓은 이해를 가지고 다양한 방법으로 접근할 필요가 있다고 생각한다. 그것이 실행되기 위해서는 먼저 ESP-초염력(超念力)에 대한 관심 인구가 늘어야 한다

는 것이다. 건강과 관련한 부분도 지금까지는 지극히 초보적 수준의 연구와 응용에 머물러 있지만, 이 분야 역시 대체의학적 관점에서 본격적인 논의가 활발히 이루어져야 할 부분이다.

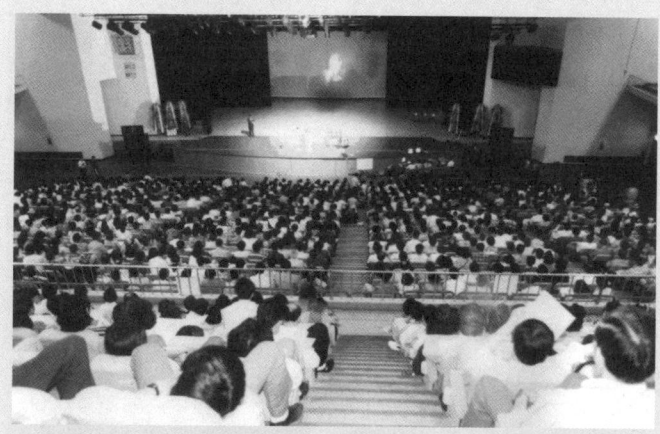

1992년 부산KBS홀에서 개최된 초염력 강연회_1

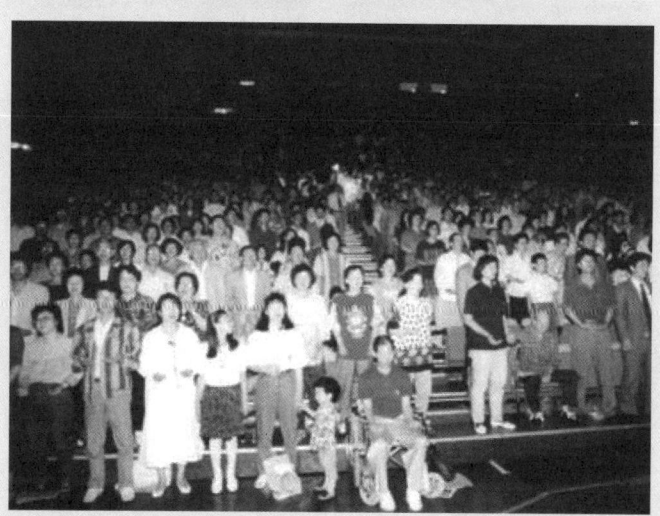

1992년 6월 20일 부산 KBS홀에서 (참석인원 3,500명)

1992년 부산KBS홀에서 개최된 초염력 강연회_2

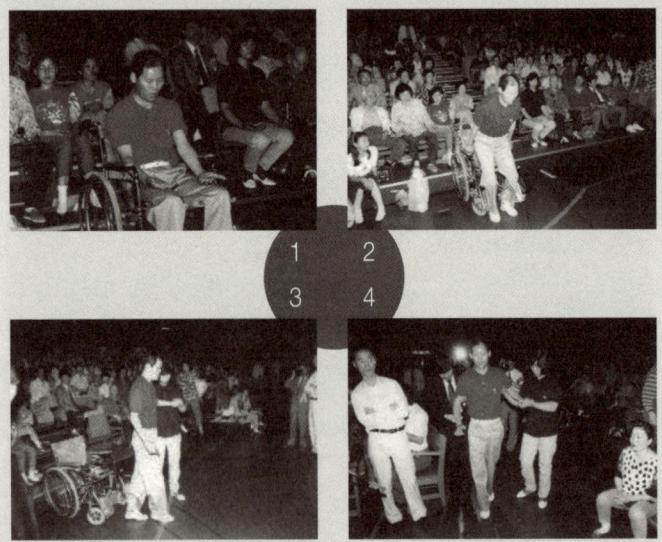

1 2
3 4

    1992년 6월 20일 당시 부산 KBS홀에서 개최된 초염력 강연회(참석인 3500명)에 교통사고를 당한 이후 휠체어에 의존하여 생활해 오시던 한 분이 부인과 함께 참석하였다가 치유되었다.
    부인의 말에 의하면, 그동안 휠체어도 장시간 앉아 있을 수 없을 정도로 몸이 불편하였을 뿐 아니라 지팡이를 짚거나 부축을 받아도 전혀 서지도 못하고 걸을 수 없었는데, 사고 이후 처음 걷게 되었다고 눈시울을 적셨다.
    사진은 왼쪽 위로부터 번호 순으로, 염력을 받고 있는 모습에서부터 일어서서 걷는 장면.

부산일보사 초염력 강연회_1 (1992~1998년도)

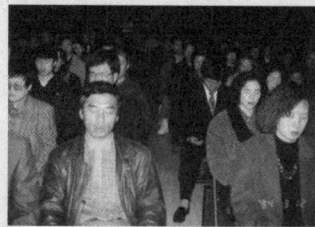
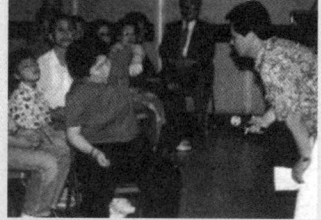
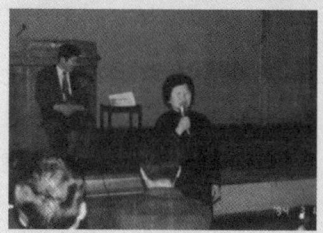

1 2
3

1. 초염력을 전해받고 있는 모습.
2. 중풍 후유증으로 팔과 다리를 제대로 움직이지 못했던 분이 자유롭게 움직이게 된 것을 설명하고 있다.
3. 30년 전에 다친 허리와 무릎이 회복된 것에 대해 눈물을 흘리며 감사해 하고 있다.

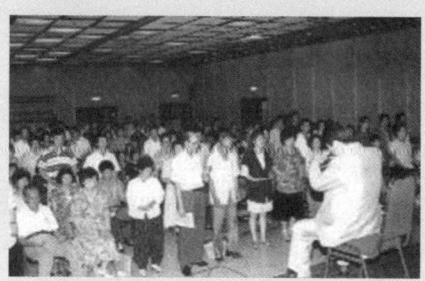

1992년부터 1998년까지 부산일보사 대강당에서 개최된 정기 강연회 모습. 초염력을 전하는 모습에서 참석자들의 진지한 표정, 자신의 불편을 호소하는 사람, 그리고 체험 사례를 발표하고 있는 모습

부산일보사 초염력 강연회_2 (허리 회복사례)

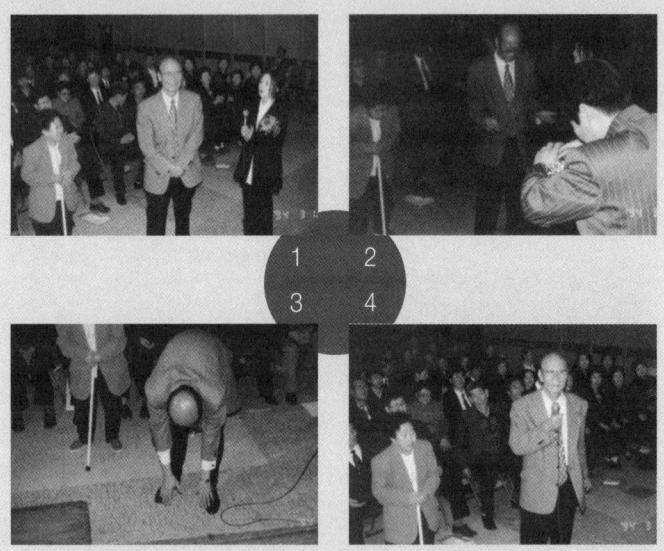

평소 허리가 좋지 않아서 제대로 굽히지 못한다며 자신의 증세를 호소하였는데 초염력을 받은 후 허리를 굽혀 보이고 나서 완치 되었음을 말하고 있다.

부산일보사 초염력 강연회_3 (다리와 무릎관절 회복사례)

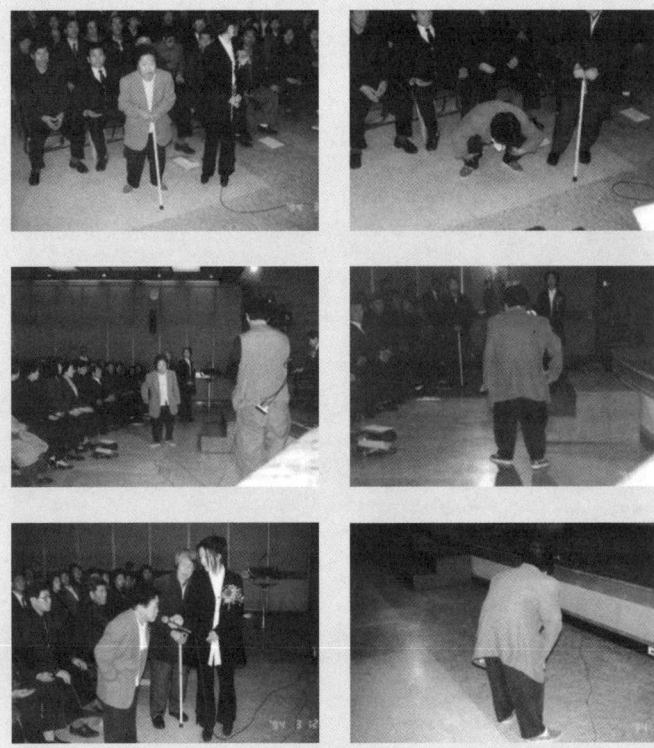

평소 허리가 좋지 않아서 제대로 굽히지 못할 뿐 아니라, 무릎을 구부려 앉지도 못하고, 게디기 지팡이를 의지히지 않고는 걸을 수 없다며 자신의 증세를 호소하였다. 초염력을 받은 후 앉아보고는 지팡이 없이도 걸을 수 있게 되었음을 감사해 하고 있다.
(사진 왼쪽 위로 부터 오른쪽으로)

초염력의 세계 235

▶ 세계 氣문화축제 (2000년 5월, 잠실올림픽 경기장)

2000년 5월 서울 잠실 올림픽 주경기장 일원에서 개최된 『2000 세계 기 문화축제』에 한국초염력연구원에서도 참가하였다. 야외에서는 초염력에 대한 다양한 시범을 보이고 실내에서는 초염력에 대한 이론 강좌를 실시하여 많은 주목을 받았다.

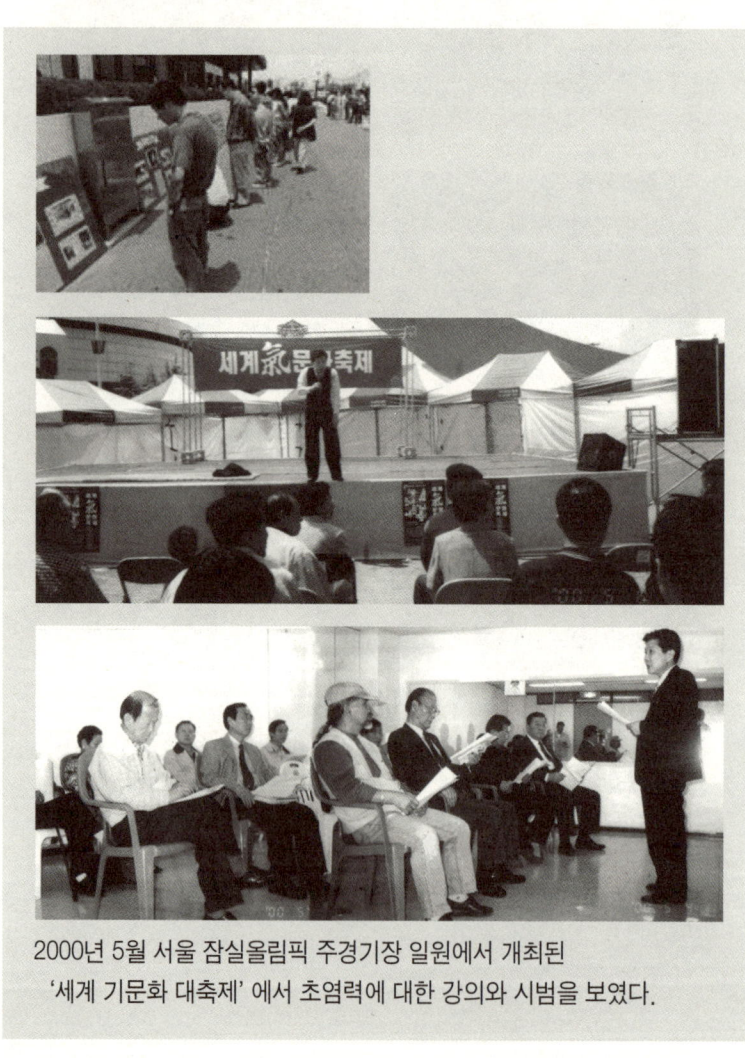

2000년 5월 서울 잠실올림픽 주경기장 일원에서 개최된 '세계 기문화 대축제'에서 초염력에 대한 강의와 시범을 보였다.

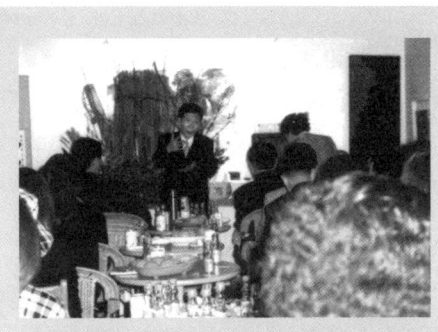
문상림 꽃꽂이학회 초청강연회

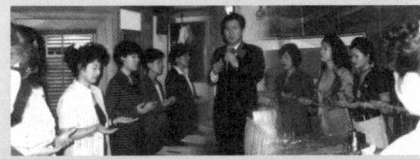
자성대 로타리클럽 초청강연회

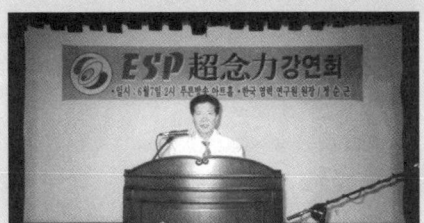
대구 푸른방송 주최 초염력 강연회

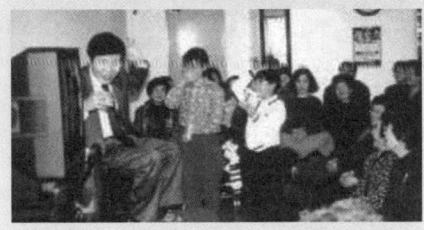
초염력의 본질인 대우주의 마음은 어린 아이의 밝은 웃음과 착한 마음이라 할까… (연구소에서)

▶ 대구 푸른방송 주최 초염력 강연회

대구에 있는 푸른방송 주최 초염력 강연회는 자매신문인 푸른 문화신문에도 보도가 되었다.

이 신문기사를 읽은 경산시 노인복지 담당 공무원의 초청으로 노인건강증진에 큰 보람된 일이 연결되기도 하였다.

▶ (사)한국정신과학회 서울지회 초청강연(2003년 6월)

사단법인 한국정신과학회(회장; 임성빈) 초청을 받아 '초염력이란?', '초염력의 체득법', '초염력의 활용법' 등에 대하여 강의한 뒤 체험시간과 질의응답 등으로 3시간여 동안 강의하였다.

▶ 종교계에서의 초청강연

필자에게 초염력 강의를 요청하는 단체나 기관들이 수없이 많다. 그 가운데서도 특히 종교단체에서의 강의를 요청받을 때면 나름대로 어려움을 느낄 때가 있었다.

세상의 모든 종교 공간에는 나름

대로의 종교적 의식이 있을 뿐 아니라, 알게 모르게 현세 기복적이거나 세간에 대한 초월적 이론이 있기 때문이다.

하지만 시간이 지날수록 교회나 성당, 혹은 사찰 등에서 초염력 강의를 하고 나면 의외로 많은 분들이 초염력 효과를 체험하였다는 연락이 많이 오기 때문에 필자로서도 여간 반가운 일이 아니다.

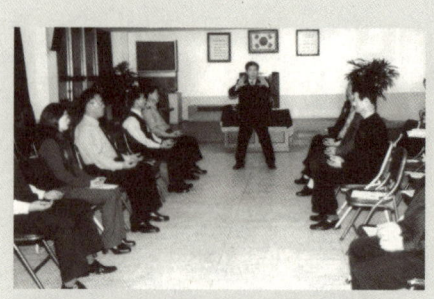
1989년 창원경찰서에서의 특별강연 중 참석인 모두에게 염력을 전하는 필자

▶ (사)국제 장애인 협의회 초청강연

2003년 7월 (사)국제장애인 협의회(이사장 허 삼수) 강충걸 사무국장의 초청을 받아 '초염력 특강'을 가졌다.

이날 강연 후 수강생 한 분이, '모든 생활에 긍정적인 사고로 생활할 수 있는 좋은 계기가 되어 감사하다' 편지를 보내왔다.

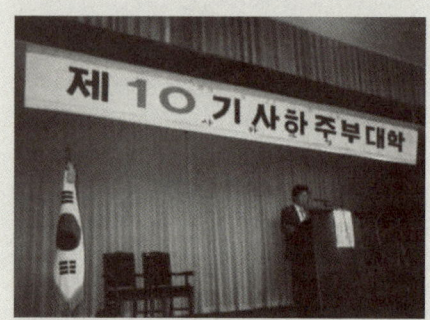

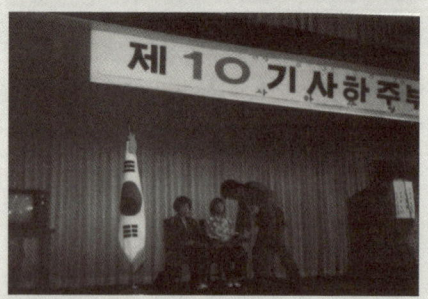
1989년 부산 사하구청장 초청으로 사하 주부대학에서 초염력을 강의하고 있는 모습. (참석인 350명)
초염력 효과에 대해 설명을 대신해서 힘(에너지, 기운)을 즉석에서 전하고 있다.

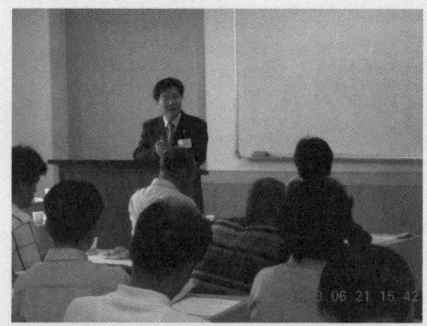

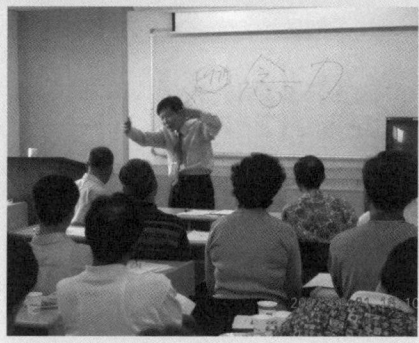

서울 명지대학교 세미나실에서 초염력의 세계에 대한 강의와 체험을 입증하고 있는 필자.

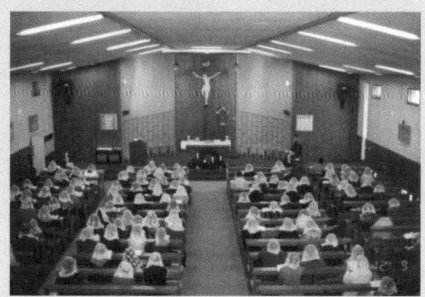

부산 금정성당에서

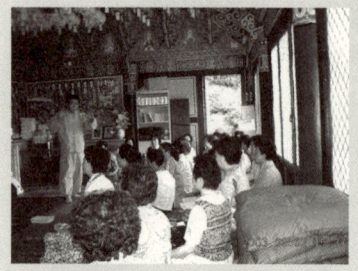
대한불교태고종 춘천 은주사에서

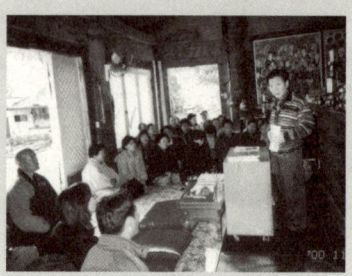
청도 용천사에서

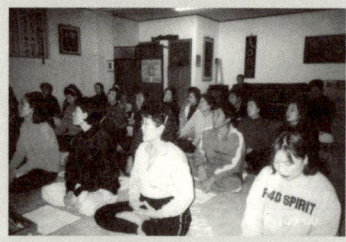
대구 자광선원에서

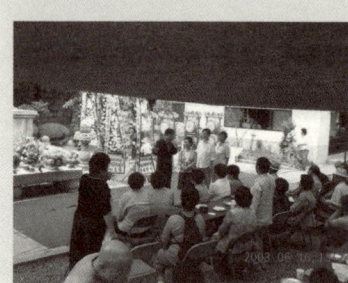

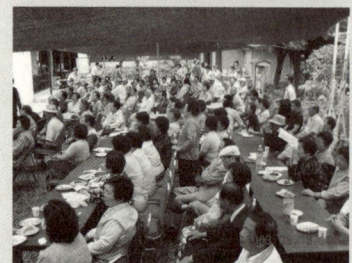
부산 금수사에서

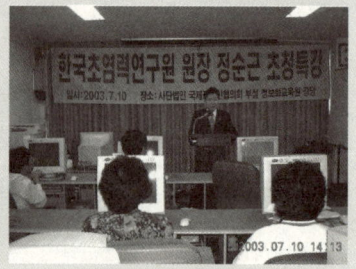
(사)국제장애인협의회에서

제6장

초염력 기구 및 제품
한국초염력연구원 협력상품

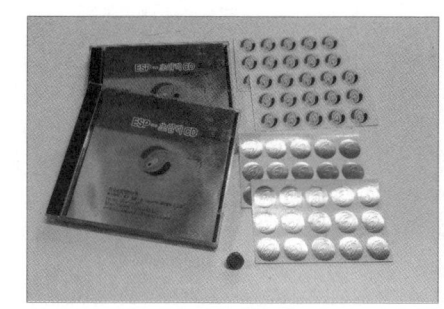

초염력 기구 & 염력제품이란?

 초염력을 자신 스스로 지속적으로 받기 위해서 초염력 기구를 보조적으로 사용하거나 초염력 제품을 이용하기도 한다. 그러나 아직 초염력에 대해서 일반적 인식이 낮은 관계로 지금은 사용 인구가 극소수에 불과하여 염력 기구나 제품이 다양하지 않다. 하지만 염력 기구나 제품은 마치 우주에 무한히 존재하는 에너지를 연결해 주는 교량(橋梁)이자 일종의 Line(線)과 같다. 그래서 염력기구를 잘 활용하면 초염력 효과를 증폭 시키거나 지속화 할 수 있기 때문에 점차 활용하는 인구가 늘어나고 있을 뿐 아니라 그 사용효과에 대해서도 매우 긍정적인 반응을 얻고 있다.

 초염력 기구는 초염력을 위한 매개체로 사용하며, 초염력 제품은 이를 실생활에 좀 더 광범위하게 사용하기 위한 용도로써 개발되었다.

 현재까지 개발하였거나 사용할 수 있는 염력 기구로는 염력 테이프 및 CD와 초염력 씰 종류, 반지, 뱃지 그리고 책, 인쇄물 등이며, 염력 제품은 황토 염력 손수건, 초염력 작품(ART), 자연건강 보조식품 등이 있으며, 계속 개발 중에 있다.

초염력 기구 & 염력제품

1. 염력테이프 및 CD

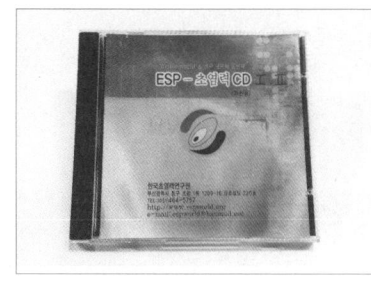

ESP - 초염력(超念力)을 위한 보조기구 가운데 가장 효과적인 기구로 사용되는 것이 염력테이프 또는 CD이다.

일반적으로 테이프 또는 CD는 언제 어디서든지 그냥 들으면 되지만 초염력(超念力) 테이프 또는 CD는 반드시 사용 전에 몸과 마음의 자세를 부드럽게 간직하여야 한다.

초염력 ESP(Extra Sensory Perception)는, 말 그대로 초상현상(超常現象)을 뜻한다. 즉, 육감(六感, 시각, 청각, 후각, 미각, 촉각의 오감에 영적인 감각과 같은 예지력을 포함한 것) 밖의 현상이다.

그래서 자신의 지식이나 상식, 그 밖의 의학이나 과학과는 무관한 상태에서 다음과 같은 마음가짐과 몸의 자세를 지녀야 한다.

마음은

언제 어디에서든지 진실되고 참된 마음, 정성된 마음가짐
- "편안한 마음가짐."

몸은

지금 자세 그대로, 편안하고 힘이 들어가지 않은 부드러운 자세가 좋습니다. - "편안한 자세."

ESP-초염력 테이프와 CD는 1집과 2집, 두 종류로 되어있다. 그 가운데,
1집은 부산MBC 생방송을 통해 ESP-초염력을 지도한 내용이 8분 간 분량으로 제작되어 있고, 그 다음부터는 양쪽(A, B 혹은 1~2집)면 모두 ESP - 초염력을 지도하는 내용이다.

※ 1집에 부산MBC 생방송 내용이 들어 있는 것은 초염력에 처음 입문하신 분들이 초염력을 이해하고 활용하는데 도움이 되도록 제작한 것이다.

이 ESP - 초염력 테이프 또는 CD는 우주의 에너지와 교류되는 마음이 내포되어 있기 때문에 소중하게 보관하여야 하며 염력 보존을 위해서는 절대 복사해서는 안된다. 그리고 남에게 들려줄 수는 있지만, 빌려주는 것은 되도록 금지 하여야 한다.

ESP 초염력 테이프와 CD 사용 방법

먼저 1집의 염력테이프(부산MBC 생방송 내용)를, 하루에 2~3회 이어폰 또는 헤드폰으로 3분 이상 듣는다. 이렇게 열흘쯤 들은 이후부터는 1집, 2집 어느 쪽이든지 사용하여도 무방하다.

그리고 염력 테이프 또는 CD를 이어폰 또는 헤드폰으로 들으면서,

지금의 자세에서, 심신(몸과 마음)에 힘을 빼고, 부드러운 자세를 간직한 다음, 평소 소원(건강, 또는 사업 번창)을 염원한 후, 가급적 3분 이상, 되도록 편안한 상태에서 아무 생각 없이 들으면 좋습니다.

소원을 염원하는 방법

1) 건강 부분에서(머리, 위장, 허리가 불편한 경우)

몸과 마음을 편안하고 부드럽게 한 다음, 그 자세에서 헤드폰이나 이어폰을 이용하여 염력 테이프 또는 CD를 들으면서,

『나 OO(본인 이름)의 머리, 위장, 허리 불편한 곳을
부드럽게(혹은 좋아지게) 부탁합니다.
하나, 둘, 셋 ~ 열.(마음 속으로 헤아린다)
건강을 부드럽게(좋아지게)됨에 감사합니다.』

위와 같이 소원을 생각하거나, 아니면 말을 한 후, 숫자를 하나에서 부터 열까지 세는데 이때 생각(마음 속)으로 헤아리거나 말을 하면서, 천천히, 숫자(소원과 잡생각을 버리기 위함)를 헤아리는 데에만 정성을 다한다.

이러한 방법으로 숫자를 헤아린 후 아픈 곳(혹은 불편한 곳)을 점검해 보고 나서 부족하다는 생각이 들면 다시 반복해서 실행한다. 테이프 또는 CD는 매일 2~3회 이상 생각나는대로 편안하게 활용한다.

특히 마음이 불안하거나 특별한 도움을 필요로 할 때는 언제든지 즉시 활용하면 도움이 된다.

2) 생활 속에서(사업번창 등)

염력 테이프 또는 CD를 들으면서,

『나 누구의(본인 이름) 사업번창을 부탁 합니다.
하나, 둘, 셋 ~ 열.(마음 속으로 헤아린다)
(끝마칠 때; 감사한 마음가짐을 가진다.)』

위와 같이 소원을 생각하거나, 아니면 말을 한 후, 숫자를 하나에서부터 열까지 세는데 이때 생각으로 헤아리거나 말을 하면서, 초 간격으로 천천히, 숫자(소원과 잡생각을 버리기 위함)를 헤아리는 데에만 정성을 다한다.

3) 기타 생활 공간에서

염력테이프 또는 CD는 언제 어느 때라도 마음이 가는대로 매일 2~3 차례 이상 수시로 들으면 좋다. 일단 한번 듣게 되면 최소한 1분에서 10분 정도 듣는 것을 생활화하는데 자신이 하는 일에 지장을 받지 않도록 한다.

　침실, 응접실, 공부방, 농장, 회사 사무실 공간, 작업 현장, 여행할 때, 선박 항해 중, 각종 양식장, 자동차 운전 중 등 장소에 구애받지 않고 편안히 들으시면 된다.

　특히 근무하는 직장이나 작업 현장 등에서 동료나 직원들의 이해를 구하고 사내 방송 등을 통하여 다함께 듣는 것을 생활화 하여 업무 능률 향상과 작업 현장의 안전도모에 도움이 된 사례도 있다.

　특히 제조업의 현장에서 생산품질이 향상되고, 생산량이 증가할 뿐 아니라 불량율이 현저히 감소된 사례도 있다.

ESP-超念力 테이프 또는 CD의 활용범위

　초염력 테이프 또는 CD는 건강의 회복과 예방, 건강 증진, 사업 번창, 상업, 대인관계, 영업, 가정불화, 자녀 교육 및 비행, 靈障(영장, 빙의현상)제거, 농·어업, 과수원, 원예, 임업, 축산업 등 생활 전반에 걸쳐 건강과 행복된 삶을 추구하는데 활용한다.

　특히 마음이 불안하거나 특별한 도움을 필요로 하는상황에서 활용하면 좋다.

　인간 생활에서 불가능을 가능케하는 ESP-超念力은 모든 분야에 걸쳐 참된 마음과 우주의 마음(에너지)의 교류에서 이루어진다.

ESP-超念力 테이프 또는 CD의 초상현상

　ESP-초염력 테이프 양면(A. B)와 CD는 모두 유음(有音)으로 되어 있으며, 기계적으로는 다시 녹음, 또는 지워지지 않게 되어 있음에도 불구하고, 자연 발생적으로, 혹은 초상현상(超常現象)에 의해서 다른 내용이 녹음되거나 지워지는 현상이 발생하기도 한다. 이러한 경우 1차적으로 ESP - 초염력 테이프 또는 CD를 본래의 CASE에 넣어 24시간 이상 보관 후 원상복구가 되면 사용하시면 된다. 만약 이렇게 하여도 이상이 있을 경우에는 본 원으로 연락 주시길 바란다.

2. 염력 씰

　염력 씰은 생활 씰과 건강 씰로 구분되며 사용법과 용도는 다음과 같다.

1) 생활씰 : COSMO SEAL(코스모 우주 씰) 또는 우주씰(황금색)이라고도 하는데 용도는 주로 생활공간이나 일상적으로 사용하는 사물 등에 활용하는 행복 씰이다.

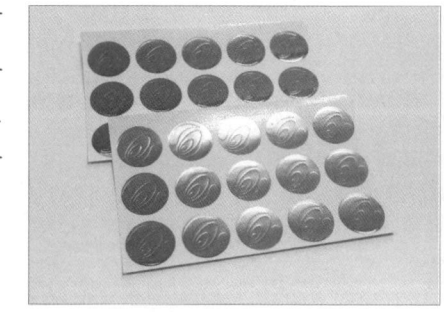

사용장소

　가. 집안이나 생활공간, 사업장 등에서

집 안이나 업소, 사업장 어느 곳이든 마음가는 곳에 한 장에서부터 생각이 가는대로 수량에 관계없이 사용한다.

평소 사용하는 전기·전자 제품, 자동차 핸들, 기계류나 가스렌지 등 위험이 있는 곳이나 금고, 지갑, 핸드백, 수첩, 책상, 책가방, 학용품 등에 부착하거나 땅의 지기, 수맥차단을 위해서 생활공간에 활용하면 된다.

나. 산업현장이나 농·어업 등에서

산업 현장이나 비닐하우스, 과수원, 원예, 임업, 축산업 현장 등의 장소에 응용하여 활용한다.

다. 사무실에서

사무실 입구나 실내 공간, 각종 사무기기 제품 등에 '씰'을 부착하거나 사업 계획서, 소원 문안을 작성한 서류 등에 부착 활용.

사용기간

사용기간은 사용 시기로부터 1년 간이며, 혹 사용기간 전이라도 언제든지 새로이 다시 갈아붙여도 된다. 이때 먼저 있던 것 위에 겹붙여도 되고 떼어낸 후 새로운 것을 갈아 붙여도 무방하다. 모든 것은 생각과 마음의 행동에 따르면 된다.

2) 건강씰 : SMILE ULTRA POWER SEAL(스마일 울트라 파워 씰) 이라고도 하는 데 살아있는 생명력씰(피부색 임)이다.

주로 몸과 마음(심·신)의 건강생활에 활용한다.

사용기간

사용 시기로부터 3일 전후이며, 생각나는 부위에 사용한다.

피부가 약하신 분은 의복(내의)에 사용해도 된다.

※ 본 제품은 의약품이 아닙니다.

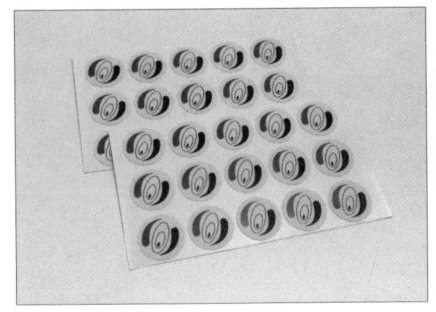

3. 초염력 회원 뱃지

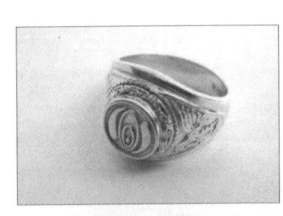

초염력 기구의 하나로써 초염력 회원 뱃지가 있다. 일반 직장이나 각종 단체를 상징하는 고유 마크가 있듯이 한국초염력연구원의 고유 마크를 뱃지화 한 것이다.

남녀를 불문하고 윗옷의 옷깃에 간편히 착용함으로써 자연스럽게 초염력을 지속적으로 받도록 한 것이다.

4. 초염력 반지 및 목걸이

초염력 기구 중 '염력 반지'와 '염력 목걸이'는 항상 지닐 수 있는 편리함이 있다. 대우주와 소우주, 인간과의 관계에서 '반지와 목걸이'는 24시간 아름다움의 연결고리 역할을 한다.

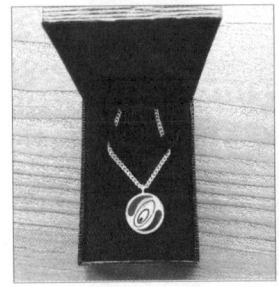

행복, 대인 관계, 건강 및 사업 등에 활용되어 좋은 관계를 지속시켜 준다. (규격 관계로 주문 보급함.)

5. 초염력 액자

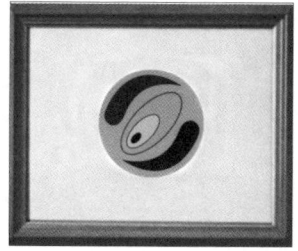

초염력기구의 하나로 생활 공간, 침실, 사업장 등의 공간 벽을 활용하여, 공간 전체에 초염력 에너지가 항상 방사되도록 도와준다.

6. 초염력 황토제품

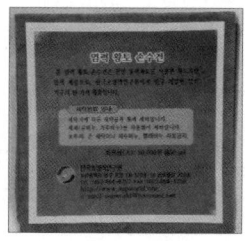

생활 속의 초염력 제품으로 자연 황토로써 염색한 초염력 황토제품이 몇가지 있다. 초염력 황토제품은 아직까지 개발 단계에 머물러 있어 종류가 다양하지 않지만 일반 황토염색 제품과는 다른 초염력이 지속되는 효과가 있으므로 소개한다.

초염력 황토제품: 손수건(그 외 제품은 현재 개발 중에 있음)

7. 초염력 작품(ART 작품)

예술작품을 구입하여 사무실이나 집 안의 거실에 장식하고자 하는 인구가 늘어나면서 한국초염력연구원에서 서양화가 노춘애 화백과의 특별 협력으로 초염력 예술작품을 공급하고 있다. 구상계열의 화풍을 구사하고 있는 노춘애 화백 일본 동경에서 8년 간 작품 활동하다가 현재 한국에서 활동 중인데, 매 작품마다 한국초염력연구원에서 특별 송념을 하여 집안이나 사무실 등에 밝고 활기찬 초염력 기운이 항상 서려 있도록 하였다.
(※ 순수 예술 작품이므로 동일 작품은 없으며 원하시는 호수로 주문 제작하여 드립니다.)

노춘애 화백의 초염력 작품의 세계_1

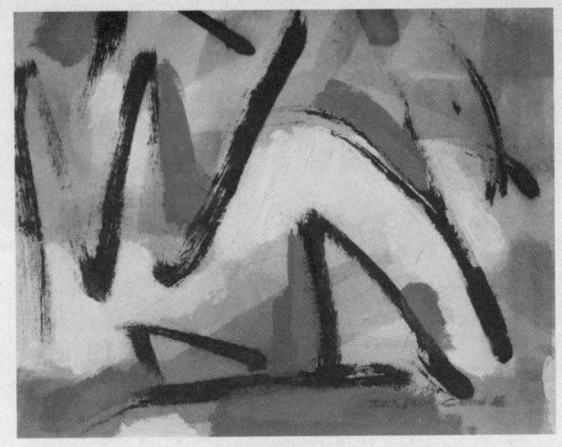

노춘애 화백의 초염력 작품의 세계_2

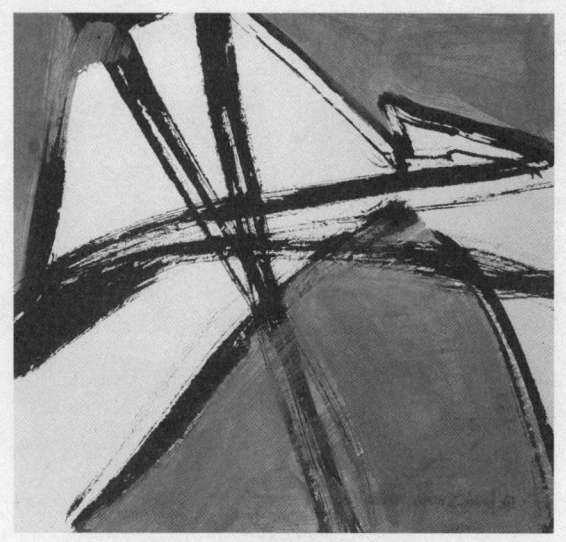

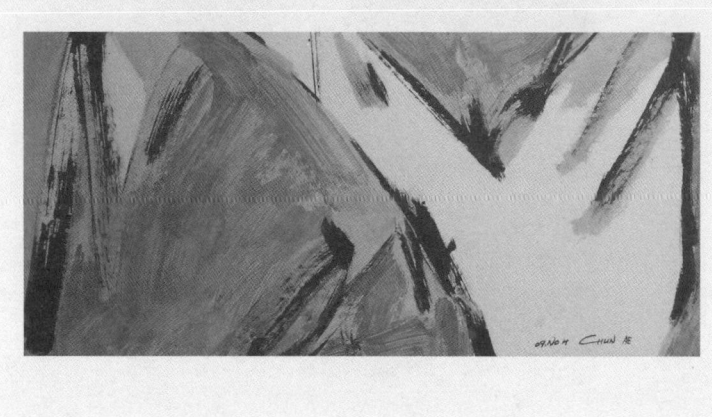

노춘애 화백의 초염력 작품의 세계_3

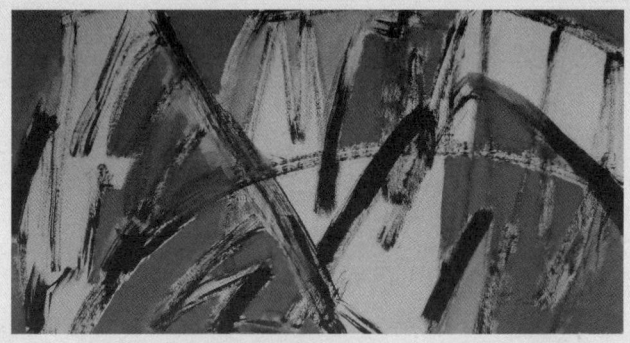

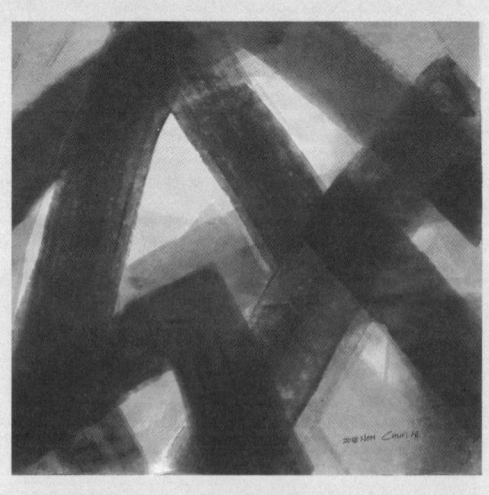

노춘애 화백의 초염력 작품의 세계_4

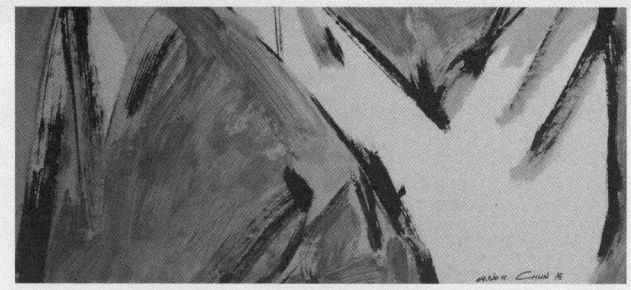

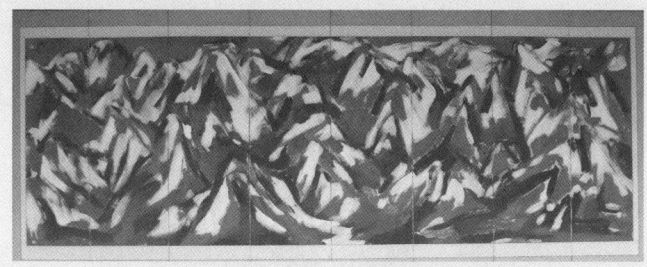

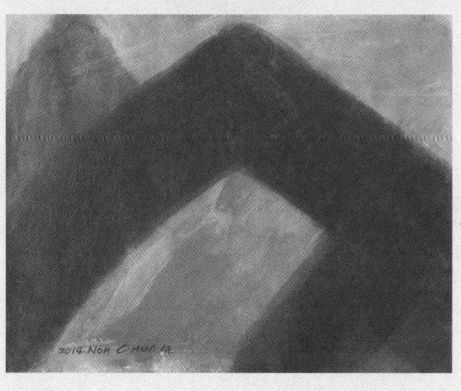

한국초염력연구원
협력업체 소개

건미원생기효소

가장 정직한 발효효소식품
건미원발효원액

우리 땅에서 나는
제철 과일·야채·해초 등의
천연재료로
전통장독에서
3년이상 발효숙성시켰습니다.

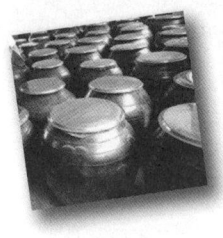

발효효소는?
- 소화흡수작용
- 세포 부활작용
- 혈액 정화작용
- 분해 배출작용
- 항염·항균작용
- 해독·살균작용
- 항산성 유지작용

등으로 건강과 미용에 큰 효과가 있습니다.

(주)건미원생기효소가 자신있게 권하는 건미원발효원액과 자매품

생식효소
현미, 보리, 검정콩, 들깨, 율무, 조, 수수 등 유기농법으로 우리땅에서 재배한 12가지 곡류를 발효시킨 효소식품. 곡물의 유효성분 그대로 보존되어 영양소 파괴를 최소화한 효소분말제품입니다.

효매칼효소
고도로 농축시킨 매실엑기스에 식용 조개분·소맥 배아를 첨가하여 발효시킨 칼슘식품. 유기산이 풍부하여 약알칼리성 건강체질을 유지시켜 드립니다.

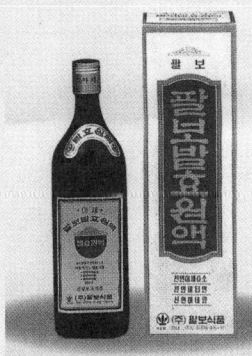

정직한 발효효소식품
건미원발효원액

(주)건미원생기효소

대표이사 **주재수**
부산광역시 동래구 온천동 금강로 107
온천파크오피스텔 505호
전화 : ☎ 011-883-1840
☎ (051)555-1840

제7장

한국초염력연구원
회원가입 안내

한국초염력 연구원(ESP WORLD)의 ESP 동우회는 회원 제도로 되어 있습니다. 회원은 염력 테이프 또는 CD를 통하여 스스로 ESP-초염력을 활용할 수 있으며, 자신 외에도 가족, 친지, 이웃 등 주변의 모든 사람들에게도 도움을 줄 수 있게 됩니다.

본 취지에 찬동하는 분은 누구나 회원이 될 수있습니다.

한국초염력연구원 회원가입 안내

 첫째, ESP동우회에 입회를 원하는 분은, 본회에서 정하는 입회비를 납입함과 동시에 입회서를 작성한 후

1. 초염력(超念力) 테이프 2개 또는 CD 2매.
2. 회원 염력뱃지 1개.
3. 건강용 염력 씰 1세트(낱장 30매).
4. 생활용 염력 씰 1세트(낱장 30매).
5. 회원증

등을 교부 받으며, 입회시 회원으로서의 특별염력을 전수 받습니다.

 두번째, 건강문제를 위시하여 사업증진, 자녀교육, 가정행복, 지장문제, 대인관계, 생활고 등에 관하여 한국초염력연구원의 지도와 상담을 받으며,

 세번째, 한국초염력연구원에서 주관하는 각종 초염력 지도회 및 강연회에 참석하실 수 있으며, 연구원에서 발행하는 각종 자료, 인쇄물 등을 받아 보실 수 있습니다.

네번째, 본 회에서 주최하는 각종 회원 모임에 참석하여, 회원 상호간의 염력 교류 및 친선과 정보 교환 등을 하실 수 있으며,

다섯째, 대우주의 힘과 직접 연계되는 기회를 가질 수 있습니다.

여섯째, 인터넷 채팅(추후 화상 서비스 예정) 및 메일링 상담을 받으실 수 있습니다.

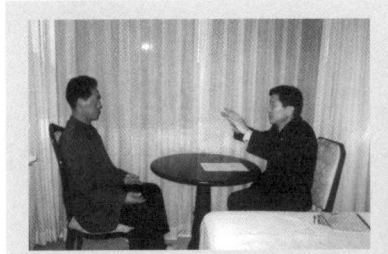
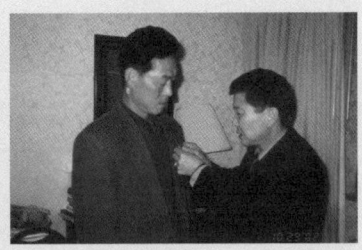

회원으로 가입하신 분에게는 특별염력을 전해드리고, 한국초염력연구원의 ESP WORLD 뱃지를 달아 드립니다.

※ ESP염력테이프 또는 CD :

 ESP - 초염력은 염력테이프 또는 CD를 통해서, 즉시 활용할 수 있습니다.

 ESP - 초염력은 일체의 수련이나 훈련 없이 염력테이프 또는 CD만을 통해서도 누구나 즉시 생활에 활용이 가능합니다. 여기에는 대우주와 참마음의 교류로 건강, 사업, 생활 등 '불행을 행복으로 전환하고자 사용' 하게 되면, 인간의 지식이나 상식에 관계없이 초상현상을 체험하게 됩니다.

 이것은 과학적으로는 해명이 불가능하지만 실제 ESP회원들의 체험을 통해

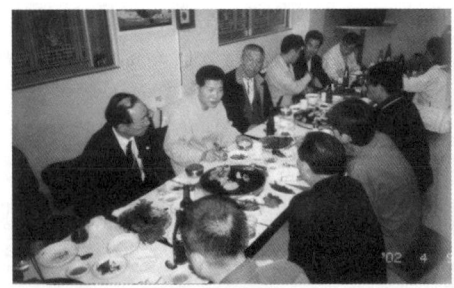

한국초염력연구원 회원 사랑방 모임

서 사실임이 증명되고 있습니다.

※ 가입 회원
가입하신 회원님들을 위해 본 원에서는 매일 송염하여 드립니다.

※ 회원 가입 방법
한국초염력연구원으로부터 ESP-초염력에 대한 지도받기를 희망하시는 분은,
입회신청서(본 원의 준비된 양식)를 본 원에 신청 접수합니다.

● 가입비는 평생 회원으로서, 회원 가입 시에 한번으로 260,000원입니다. 그리고 년간 회비는 1년에 10만원입니다.

그러므로, 가입비+1년 회비=360,000원을
- 부산은행 311-12-003264-0 예금주 정 순근
- SC제일은행 500-20-167086 예금주 정 순근

으로 입금 후 051-464-5757로 전화연락 주시면,

입회 신청서 양식 1부와 회원가입시에 회원님에게 드리는 염력 기구로서,
1. 초염력(超念力) 테이프 2개 또는 CD 2장,
2. 회원 염력뱃지 1개,
3. 건강용 염력 씰 (낱장 30매),
4. 생활용 염력 씰 (낱장 30매),
5. 회원증 등을 선물로 우송해드립니다.

※ 가입하신 회원님들을 위해 본 원에서는 매일 송염(送念)하여 드립니다.

제8장

추천사/저자 소개/소원문

■ 추천사

건강 한류(韓流)바람을 일으킨
초염력 명인(名人)

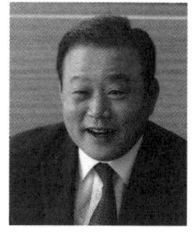

양 재 생
은산해운항공(주)
대표이사

경남 함양군에서 태어나신 侍天 정순근 원장님의 저서 "누구나 활용할 수 있는 초염력의 세계" 4쇄 출판을 진심으로 축하드립니다.

侍天 정순근 원장님은 초염력(超念力)이란 신비로운 에너지로 몸과 마음을 치유시키는 마력과 함께 평소 주변 분들에게 행복을 전달하는 분으로 개인적으로는 존경하는 고향 선배님입니다.

10대 후반부터 기공과 염력을 통해 범상치 않는 삶을 살아오신 정순근 원장님은 한국을 대표하는 초염력 전문가로 지난 40여년간 한국은 물론 중국, 홍콩, 일본, 미주. 유럽 지역을 순회강연하며 정신건강법을 연구, 지도해 왔습니다.

특히 미국에서 활동하실 때는 앉은뱅이가 일어나고, 귀머거리가 청력이 돌아오고, 반신불수로 고통받다 회복되는 등 기적적인 활동으로 건강관련 한류(韓流)바람을 일으킨 장본인입니다.

그 결과 미국(U.S.A) 의회로부터 최고의 공로상(2001년)을 수상하였고, 버락 오바마 대통령으로부터 감사패(2013년) 등을 수여받기도 하였습니다.

이를 인정받아 (사)한류문화산업진흥원으로부터 '2015 대한민국 한류문화예술대상'을 수상하는 등 국내외에서 탁월한 성과로 고향인 함양을 빛낸 인물입니다.

다시 한번 출판을 축하드리며 지구촌에서 육체적, 정신적 질병으로부터 고통받고 있는 분들이 본 저서 "초염력의 세계"가 희망의 등불이 되길 바랍니다.

■ 추천사

전통인술과 초염력의 세계

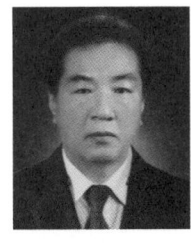

문 재 주
사단법인 전통인술보존회
회장

먼저 "누구나 활용할 수있는 초염력의 세계" 4쇄 출판을 축하드립니다,

待天 정순근 원장님은 그동안 국내외 많은 활동과 (사)전통인술보존회 자문위원, 前민중의술살리기 발기인 겸 국제위원장으로서 본회 발전에 지대한 관심과 공로가 너무 크고 훌륭하십니다.

저와의 인연은 10여년전 前 민중의술살리기 부산, 울산, 경남연합 창립당시

"의사가 못 고치는 환자는 어떻게 해야 하는가?
의사, 한의사가 못 고치는 병으로 고생하고 계십니까?
세계 최고의 의술, 한국의 전통인술(민중의술)을 만나 보십시오.
한국은 세계에서 가장 뛰어나고 풍부한 자연의술의 보고(寶庫)입니다.
침술, 쑥뜸, 따주기, 부항, 사혈, 봉침, 약손, 기공, 약초, 음식, 생활법, 율려, 초염력, 기타 모든 자연치료법은 한국이 세계 최고입니다.
한국인은 뛰어난 손재주, 기(氣) 감각을 가지고 있으며, 한국의 국토

와 기후는 세계에서 가장 조화되어 있고, 한국의 자연 산물은 세계에서 가장 뛰어난 약성을 지니고 있습니다. 더구나 한국의 전통 자연치료법(전통인술, 민중의술)은 간단하며, 장비와 시설이 필요 없고, 돈이 들지 않습니다. 빈부에 관계없이 누구나 활용할 수 있습니다. 한국은 미래의 인류를 구할 의술의 땅입니다.

그런데 한국의 의료제도는 의사나 한의사 면허가 없으면 아무리 훌륭한 의술을 가지고 있어도 환자를 치료하지 못하게 합니다.

이것은 인류에 반하는 악법이며, 지금 한국의 일반 민중은 이를 바로잡기 위하여 일어나서 전통인술(민중의술 살리기 국민운동)을 전개하고 있습니다.

환자(국민)는 치료방법을 선택할 권리가 있습니다. 이는 천부적인 생명권입니다. 이 근원적인 자유와 권리를 억누르는 악법은 전 인류의 이름으로 폐지되어야 합니다."
라는 취지로 함께 동참해왔습니다.

조상님의 인술과 함께 초염력을 활용해 보십시오.
전 인류를 살리는 일에 앞장서 일해 오신, 待天 정순근 원장님께서 그동안 "초염력의 세계"에 대한 연구와 국내외 활동업적이 수록된 "누구나 활용할 수 있는 초염력의 세계" 개정 4판을 축하드리며, 본 저서를 통해 행복한 새날이 되시기를 바랍니다.

■ 추천사

초염력은
무한 가능성의 에너지

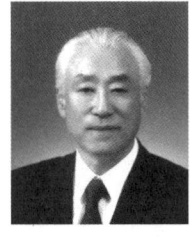

鄭 泰 秀
전, 문교부 차관
대진대학교 총장

　인간의 의식이나 상상을 초월하는 그 어떤 현상에 우리는 '초(超)'라는 접두사를 단어 앞에 붙인다. 그래서 '초능력'이란 언제 어디서나 무한한 능력을 발휘하는 것이며 '초염력' 역시 마찬가지이다.
　만약 이러한 초능력이나 초염력이 인류의 건강과 행복을 위해 사용된다면 발달된 오늘날의 과학이나 의학의 힘 못지않게 크나 큰 위업이 될 것이다. 더구나 희귀하거나 높은 가격의 어떤 도구나 기구의 사용은 물론 특별한 에너지 소모도 없이, 우주에 존재하는 어떤 에너지를 시간과 장소에 구애받지 않고 이를 사용하여 인간에게 유익한 일을 할 수 있다면 금상첨화(錦上添花)라 아니할 수 없을 것이다.

　이러한 초염력을 많은 사람들의 행복과 도움을 위해 헌신적으로 도전하고 연구하여 사용하고 있는 분이 우리 한국에도 있다. 그 분이 바로 한국초염력 연구원의 정 순근 원장이다. 사실 그가 초염력을 구사한다는 데에 대하여 처음 알았을 때 나는 이를 반신반의 하였다. 초염력의 세계에 대하여 이해되지 않았을 뿐 아니라 더욱이 지극히 평범한 범인으로 보이는 그가 어떻게 그러한 초월한 능력이 있을까 하는 생각 때문이었다. 나는 정원장의 초염력을 처음 대하였을때만 해도 도저히 그의 말을 믿을 수가 없었으나 시간이 지나면서 그러한 능력이 특정한 사람에게만 나타나는 것이 아니라 초염력은 누구나 관심만 있으면 가능하다는 것이 필자에게 큰 흥미로 다가왔다. 하지만 초염력의 세계에서 펼쳐지는 무한함에 비하여 아직까지 사람들은 질병치료와 같은 지극히 초보적인 수준에서만 관심을 두고 있다는 정원장의 설명을 듣고, 나는 앞으로 이를 학문화하는 경우, 무한 가능성이 내재되어 있는 분야가 아닌가 생각한다.

수 년전 부터의 우리나라의 화두의 하나가 세계화였다. 모든 분야에서 전 세계를 상대로 경쟁하고 인정받고 교류할 수 있어야 한다. 얼마전 정원장이 미국의 어느 대학으로부터 초청받아 초염력에 관한 강의와 더불어 시범을 보이자 매우 큰 반응과 함께 관련학과 신설에 관한 논의까지 있었다고 한다. 축하하고 기쁜 일이지만 한편으로 애석하지 않을 수 없다. 그가 이 땅에서 30년 세월을 자연건강과 더불어 초염력에 대하여 연구하고 그로 인하여 많은 사람들에게 도움을 주었음도 우리가 그의 능력을 발굴하지 못하고 먼 이국땅에서 먼저 그능력을 발굴하고자 노력하고 있는 것이 우리로서는 안타까운 것이다.

나는 교육계에 오랫동안 몸 담아온 사람으로서 지금이라도 할 수만 있다면 정 순근 원장의 초염력 능력을 이 땅에서 학문화하여 인류의 건강과 행복을 전해줄 수 있는 도구로 사용한다면 좋지 않을까, 빠른 시간 안에 이 땅에서 누군가 이에 관심을 기울여 초염력이 지니고 있는 무한능력의 에너지를 우리가 개발해야 되지않을까 하고 생각해 본다.

정 순근 원장이 우리의 전통적인 자연 건강법과 초염력 분야에 관심을 가지고 뛰어든 것이 30년(2003년 당시)이 되었다고 한다. 그가 처음 이 분야에 관심을 가질 당시만 해도 초염력은 그야말로 미개척지였기에 세간에는 엉뚱하고 황당한 짓으로 비쳤을 것이다. 하지만 긴 세월에 걸쳐 한 눈 팔지 않고 묵묵히 새 길을 개척해 온 결과, 이제는 미국인들을 위시한 많은 사람들에게 초염력의 결실을 나누어 주고 그들의 건강을 돌려주고 행복을 전하는 전도사로 성공하였으니 실로 장하다 아니할 수 없다.

　초염력이라는 미개척 분야를 그간의 온갖 고생을 마다않고 신념으로 초지일관(初志一貫) 연구, 노력해 온 정 순근 원장에게 격려를 드리면서 하루빨리 이 분야에 대한 많은 연구성과가 이루어져 지구촌 모두의 건강과 행복을 위한 큰 밑거름이 되기를 기대해 마지 않는다.

癸未年 8月에

■ 추천사

정순근 원장과 초염력의 세계

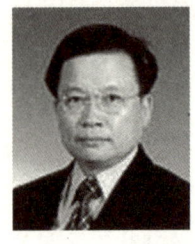

김 재 수
한국과학기술연구원
책임연구원 / 공학박사

  평소에 존경하던 정 순근 원장님의 책 발간을 진심으로 축하드리고 싶다. 이 책은 병마에 시달리는 많은 사람들에게 커다란 희망을 주리라 믿어 의심치 않는다. 내가 정원장을 처음 만난 것은 3년 전 쯤에 정읍의 동이학교에 강의 차 내려갔을 때였다. 자그마한 체구의 첫 인상은 너무도 평범한 느낌의 중년 남성 그 자체였다. 그러나 그 분과 몇 마디 나누지 않아 그 분한테서 밝고 긍정적인 에너지가 차고 넘쳐 흐름을 몸으로 느꼈다. 짧은 시간이었으나 참으로 인상적 첫 만남이었다.
  그 후 몇 번을 만나 뵙는 기회가 이어지고 2년 여의 시간이 경과해서야 비로소 정원장님을 사단법인 한국정신과학회 서울지회 월례집담회에 모시고 강의를 들을 수 있는 기회가 마련되었다. 필자는 정원장님께서 주장하고 실천해 온 ESP-초염력에 대해서는 오래 전부터 들어 익히 알고 있었다. 국내에 출간된 ESP-초염력 관련 책들을 접하고 부터이다. 그 내용은 불가사의한 초상적인 현상과 이런 현상을 일으키는 힘을 이용한 기적적인 치유에 관한 것으로서 과학자로서 선뜻 받아들이기에는 힘든 내용들이 전부였다.
  그러나 이번 정원장님의 강의를 처음으로 들으면서 그간 내가 알고 있던 ESP-초염력과는 내용상 많은 차이가 있다는 것을 알았다.

　우선 강의 내용은 처음부터 정원장의 소박하고 겸손한 인간적인 삶의 모습과 함께 자신이 치유과정에서의 역할에 대해 강조하고 있다. 병은 자기가(정원장이) 치료하는 것이 아니라 환자 스스로 치료하는 것이며, 결과는 하늘에 맡기고 자신은 중개자로서의 역할을 강조한다. 그래서 결과에 대한 집착이 없다고도 했다. 단지 예수님이던 부처님이던 하느님이던 간에, '이 분을 낫게 도와 주십시오'라고 염원할 뿐이라고 한다.

　정원장의 강의에서 가슴에 와 닿은 이야기가 있었다. 많은 치유자들이 자기가 치료한다고 믿기 때문에 결국 환자의 영향을 받아 치유자가 병을 얻게 된다고 하였다. 내가 아는 몇몇 이름 있는 치유자들이 나중에 병마로 쓰러진 것을 여러 번 본 경험이 있다. 또한 남을 고친다는 사람들의 대부분이 건강이 좋지 않은, 이해하기 힘든 모순도 그러한 기본적인 인식의 차이에서 기인된 것임을 깨닫게 하였다. 치유자 자신의 에고(자아)가 의식적이든 무의식적이든 치유과정에 개입될 때 환자와의 상호작용은 피할 수 없는 것이다.

　그러나 정원장님의 주장은 '내가 없으니 환자로부터 영향 받을 일이 없으며 따라서 아플 일이 없다'는 것이다.

　참으로 단순 명쾌하고 멋진 내용이었다. 몇차원 초염력에너지 등등을 주장하는 거창한 용어를 사용하는 것도 아니고 누구나 다 아는 알고 있다고 생각하는 수준의 내용을 단순 명료함과 열정으로 청중들이 마음을 움직이고, 그 마음들을 하나로 묶어 강력한 치유에너지로 전환시키는 과정을 나는 이번에 바로 옆에서 경이로운 눈으로 지켜보았다.

　환자의 치유를 유도하는 과정을 살펴보면 그는 우선적으로 환자에게 스스로 최대의 치유효과를 얻기 위하여 언제 어떠한 상황에서도 감사할 수 있음을 주지시키고 환자의 긍정적인 마음을 유도한다. 사실 환자들은 자신이 병중의 고통 속에서 스스로의 감사한 상황을 인식하기보다는 자신과 주위에 대한 부정적인 생각을 갖기가 쉽고 고통의 기간이 길수록 그러한 부정정인 생각이 깊어지고 그 결과 적극적인 감사한 마음상태를 유지하기가 힘들다고 하겠다.

치유에 가장 장애가 되는 심리상태는 바로 환자 내면의 부정적인 의식상태이다. 강의 중 정원장님의 유도 하에 감사해야 할 대상들을 하나하나 떠올리는 과정을 어린애 같은 마음으로 따라하다 보니 나는 어느새 가슴 벅찬 감동과 함께 뜨거운 에너지가 가슴속으로부터 용솟음침을 느꼈다. 동시에 평소에 감사한 마음에 앞서 부족하고 불만스러운 부정적 상황에 매달려 살아 왔음이 한없이 부끄럽게 느껴졌다.

그날 정원장님의 강의에서 여러 사람이 놀라운 치유가 일어남을 내 눈으로 직접 목격하면서 나는 성경에서 예수님이 환자들을 손도 안대고 고치시고 나서 '네 믿음이 너를 낫게 하였다' 라는 말씀을 하셨을 때 바로 거기에 우주적 진리가 숨겨져 있다고 생각해 왔다. 그리고 최고의 치유는 바로 예수님이 행하신 그러한 방법이라고 평소에 굳게 믿어 왔다. 그런데 바로 그날 나는 그러한 치유가 오늘날에도 일어나고 있음을 목격할 수 있었으며, 그러한 기적은 우리 모두가 어린애 같이 순수하고 단순한 마음상태로 되돌려 그 힘을 참된 마음으로 받아들이게 되면 때와 장소 에 구애됨 없이 누구나 일으킬 수 있는 것임을 정 순근원장님이 보여주는 놀라움의 현장이었다.

이 책으로 인하여, 내가 정 순근원장으로부터 경험하였던 놀라운 일들, 특히 난치병으로 고생하고 있는 많은 분들에게 치유의 희망이 결실로 이루어지는 일들이 많이 있기를 바랍니다.

■ 추천사

과학적 측면에서 본 초염력

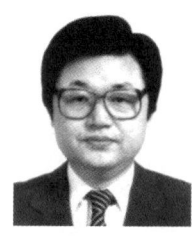

이 완 수
대한초능력학회
홍보이사

　대한초능력학회는 1985년 영남대학교 의과대학 신경정신과 전문의 박충서교수의 확고한 신념에 의해 발족한 학회다. 박교수는 현대과학이 발달하고 의학이 고도로 발전하고 있지만 의학의 힘이 미치지 못하는 분야가 있으며, 이 분야를 초능력의 힘으로 해결된다는 사실을 깨닫고 학회를 설립하고 이 분야의 전공자와 숨은 기인들을 찾아 초빙하여 학회에서 이를 발표하고 연구, 공부하는 단체로서 대한초능력학회를 설립하였다.
　정순근원장님은 대한민국에는 단 하나 뿐인 이 학회에 초청되어 자신의 초능력과 이론을 발표한 분 가운데 한 분이시다. 본 학회에 초청되어 자신의 이론을 발표한다는 것은 어느 경지에 들어 선 초능력자임을 인정받은 분들이다.
　제가 정순근원장을 알게 된 것은 약 20년 가까이 된다. 그동안 정원장은 불행한 처지에 있는 사람들을 행복한 인생으로 거듭 태어나게 만든 것을 수 차례 목격한 바 있다.
　본인은 학계에 관여하고 있으므로 기(氣) 과학적 측면에서 설명함으로써 정순근원장의 초능력 활동에 다소나마 도움이 되었으면 하고 이 글을 쓴다.

기(氣)는 현상세계에 보이는 것과는 다르다.
 중력·강력·약력·전자기력 등에서의 에너지와는 다르다. 뉴트리노 등 소립자와도 다르다. 기는 자소자(磁素子)의 전구물질(에너지)로 보여진다. 왜냐하면 기의 통과지점에서 자화(磁化)되기 때문이며, 이 자화의 정도는 기의 양에 비례하기 때문이다.
 사람의 생각을 마이너스나 플러스 등의 상대적인 생각이나 행동으로 할 수 있으며, 또한 -도 아니고 +도 아닌 0의 상태도 취할 수 있다. 그리고 0의 상태일 때 기의 운기를 잘 할 수 있다. 기는 0의 상태인 물질 혹은 에너지이며 자소자의 전구물질이다. 0의 상태의 선택은 자기 몸과 자기 주변의 현상들의 변화를 초래할 수 있으며, 시간과 공간에 구애받지 않게 할 수 있다.

 기는 단순한 물질적 파장이 아니므로 언제나 같은 성질을 갖는 것은 아니다. 생각에 따라 파장의 성질이 달라지는 것이다.
 질병을 치유하겠다 하면 그에 따라 파장이 나오고, 물체를 움직이겠다고 생각하면 그렇게 된다. 밀폐공간의 출입도, 생각이 벽이 없다고 생각하면 투과되며, 벽이 있다하면 통과 못하게 기가 작용한다.
 노자선생은 '道(氣)를 도(道)라고 하면 이미 도가 아니다.'라고 말씀하셨듯이 氣를 한마디로 표현하기 어렵다. 그러나 氣는 우주에 충만해 있으며, 만물의 근원이 된다. 萬有一氣라는 말이 있다.
 본인의 경험으로는 '누구나 초능력자'가 되는 것이 아니라고 생각한다. 후천적으로 훈련에 의해 초능력을 발휘한다 하더라도 70%~80% 밖에 발휘할 수 없으며 계속적인 단련을 하지 않으면 곧 소멸되며 능력의 한계가 있는 것이다. 누구나 대통령이 될 자격이 있다. 그러나 대통령이 되는 것은 하늘이 정해야 된다.
 이와 마찬가지로 누구든지 초능력을 조금씩 지니고 있으나 타고난 초능력자와 비교한다면 보통사람들은 한계가 있는 것이다. 정순근 원장은 천성적으로 타고 난 초능력자이다. 그는 초능력을 사용하면 사용할수록 능력이 증가되며, 이제는 국제적인 인물로 평가받고 있다.

　기(氣)에 대하여 조금 더 구체적으로 알아볼 필요가 있다.
　생각은 기(氣)를 물질화 할 수 있으며, 물질을 기화(氣化)할 수 있다. 생각은 기(氣)와 물질과의 분기점이며, 스위치이다. 따라서 인간에 있어서 생각 만이 유일한 기(氣)와 물질과의 관리자이다. 생각은 우주의 출발점이며, 마지막인 셈이다. 또한 어느 중간도 될 수 있다.
　생각이 있는 곳에 기(氣)가 있다. 생각이 움직이면 기(氣)도 따라 움직인다. 생각이 산만하면 기(氣)도 따라서 산만하여 진다.
　기(氣)란 현상계와 상호 보완적인 관계에 있는 것으로 현상계가 있으면 기가 있고 현상계가 없더라도 기는 존재한다. 현상계는 기의 표출된 형태라고 볼 수 있다. 지구의 자기는 남북으로 흐르지만 기의 흐름은 상하로 흐르므로 자세가 바르면 기가 빨리 몸에 들어오며 합장하면 상하로 기가 빨리 들어 온다.
　기는 존재와 비존재를 합친 것이다. 생각과 물질을 합친 것이라 생각되며,
　기(氣)는 이 우주에 가득 차 있으며, 그 구조에 따라 농도가 다르고 모양도 있어 이런 현상세계가 나타나리라고 본다.
　생각은 사람에 있어서 출입하는 작은 생명체이다. 그것은 파동인 동시에 생명의 입자이다.
　생각은 가령 자신을 위대한 존재로 믿고 반드시 그렇게 된다고 생각하면 그 순간부터 기가 발동해서 그대로 자신과 주위가 구축되기 시작한다. 타고난 초능력자는 이러한 메카니즘이 잘 진행되지만 보통사람은 생활과 환경에 방해를 받아 그 경지까지 오르지 못하는 것이다. 이것을 기독교에서는 귀신 악마의 방해라고 한다.

그러나 우리가 이 세상을 살아가자면 평소의 생각이 제일 중요하다. 생각은 모든 것의 근원이다. 왜냐하면 기를 조절할 수 있기 때문이다. 기는 모든 것을 낳는다. 즉 만유일기(萬有一氣)이다.

생각하고, 상상할 수 있는 것은 우주에 이미 있는 것을 상상할 뿐이다. 즉 물질세계에서나 기의 세계에서 있는 것이기 때문이다.

기는 자신과 대상 간의 구분이 완전히 사라지면 비로소 생생한 의식으로 나타난다. 인간의 생각은 인체의 기혈을 부릴 수도 있고, 또 꿈의 세계에 들어갈 수도 있다. 그렇다고 천지를 부릴 수는 없으며, 천지를 만드는 것은 더욱 할 수 없다.

이것은 인간의 차원이 아니기 때문이다. 구름을 움직인다든가 하는 것은 작은 에너지고 기의 사용은 가능하다.

기와 물질은 하나의 전체이다. 단지 생각이 이것을 관리할 수 있기 때문이다.

생각은 하나의 우주이다. 생각과 물질인 몸이 합쳐 하나의 우주를 형성한다. 따라서 큰 우주와 작은 우주가 합쳐서 전체 우주를 형성한다. 전체 우주인 하나를 쪼개어 작은 우주가 되어도 전체 속의 하나이다. 이는 홀로그래프(Holograph)적인 성질이 우주의 성질이기 때문이다.

기(氣)의 의미를 나타낸 낱말을 살펴보면,
Prana(프라나), 생체에너지(Cosmicenergy), 초염력(ESP)
Vitality(바이태리티), Aura(오라), 우주파동, 성령,
하나님의 힘, 빛, 광명, 실상 등이 있다.

정순근 원장의 책자 발간은 수 많은 기체험자의 소망이기도 하여 오랜 세월 쌓아온 그의 경륜과 체험담을 이 책자를 통해서 수많은 독자에게 지혜의 등불이 되어주기를 바라면서 축하드린다.

■ 추천사

인류의 난제를 해결해 주는 희망의 메세지로

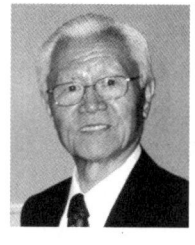

김 봉 건
재미6·25참전동지회
회장

한국초염력연구원 정 순근 원장께서 그동안 연구해 오신 '초염력의 세계'를 주제로 한 책을 출판하시는데 대하여 먼저 반갑고, 기쁜 마음을 전하고 싶습니다.

'초염력의 세계'가 많은 분들에게는 생소한 신비의 세계로만 여겨질 것입니다. 하지만 '초염력의 세계'는 다가갈 수 없는 미지의 세계가 아니라, 누구나 활용할 수 있고, 언제나 우리와 함께 할 수 있는 현실세계의 연장이라는 것을 체험을 통해 알 수 있으니, 그 신비함에 더욱 매료될 수 밖에 없습니다.

저는 과학자도 아니고 더우기 신비의 세계를 연구하는 사람도 아닙니다. 하지만 초염력은 저의 육체적 고통을 극복하는 데 훌륭한 동반자였으며, 많은 나의 동지들(재미 6.25참전 동지회)에게 심신의 평화를 안겨 준 희망의 메세지였습니다.

저는 조국과 민족의 아픈 역사인 6·25 동란 당시, 문산지역에서 북한군이 매설한 대전차 지뢰 폭발로 인하여 중상을 당하였습니다. 그 후 상처는 치유할 수 있었지만, 당시 열악했던 군 의료환경은 결국 저의 허리가 고정되는 신체적 장애를 만들고 말았습니다. 이후 저는 무릎은 물론 허리조차 제대로 구부릴 수 없을 정도가 되어서 사회생활에 많은 어려움이 있었습니다.
　첨단 의료환경을 자랑하는 미국에서도 저의 신체적 장애를 해결할 수 없었는데 어느날 정순근 원장께서 ESP-초염력으로 이를 손쉽게 해결해 주었습니다. 그것도 내 몸에 손을 대지도 않고 다만 염력을 보냄으로서 호전시켜 준 것입니다.

　그 후 정원장님은 2002년 10월, 미국 L.A. 용수산 회관에서 개최한 대한민국 재향군인회 미 서부지회 주최 '제50주년 재향군인의 날 기념식'과 JJ그랜드호텔에서 개최된 '재미 6·25참전동지회 초청 강연' 등 두 번의 특별 강연에 기꺼이 응해주셨습니다.
　저의 동지회 회원들은 6·25 참전 당시의 부상으로 인한 육체적, 정신적 고통을 안고 있거나 혹은 고령으로 인한 질환 등으로 고생을 하고 있었습니다. 그것을 정원장님께서 두 번의 강연을 통해 놀라운 기적과 같은 초염력 지도로써 많은 동지들의 아픔을 해결해 주었습니다.
　강연과 지도로 펼쳐보인 정원장님의 초염력 세계는 놀라움과 신비로움 그 자체였습니다. 저를 비롯한 여러 동지들이 수 십년간 무거운 짐처럼 떠안고 왔던 고통을 해결해 주었기 때문입니다.

　저와 '재미 6·25참전동지회' 회원들은 누구보다 체험을 통한 초염력의 세계를 가까이 접할 수 있었습니다. 그래서 초염력의 활용은 단순한 신비가 아닌 큰 축복의 메세지로서 우리곁에 있음을 체험할 수 있었습니다.

　아직까지 초염력의 세계가 이론적 접근이나 학문적 체계가 정립되어 있지 않은 것으로 알고 있습니다. 정순근 원장의 초염력의 세계에 대한 이 저술이, 보다 많은 사람들에게 희망을 전하고, 초염력이라는 무한자원으로써 인류가 안고 있는 많은 난제들이 해결될 수 있는 그 날이 하루빨리 다가올 수 있도록 하는 디딤돌이 되기를 간절히 바랍니다.

정원장님의 앞날에 하나님의 큰 축복이 함께 하시길….

■ 추천사

자랑스러운 한국인, 정순근 원장

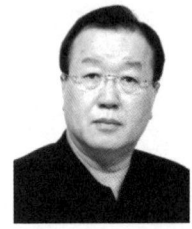

계 무 림
미 L.A. 코리아타운
교민회 회장

 해외 교포들의 생활은 경쟁의 연속선상에서 이루어 진다해도 과언 아니다. 먼저 자신과의 싸움에서 이겨야 경쟁에서도 살아남을 수 있다. 더군다나 고국을 떠나 있으니, 다른 민족과의 경쟁은 피할 수 없는 현실인 것이다.
 특히 미국사회는 다양한 민족과 인종들로 구성되어 있는 가운데, 보이지 않는 어떤 거대한 질서를 유지하고 있다. 그 가운데서도 우리 교민들은 나름대로의 민족적 자부심과 특별한 긍지를 지니며 살아가고 있다. 물론 미국인으로서의 삶을 선택한 계기가 어떤 필연이든 우연이든, 항상 조국의 역사와 문화에 대한 큰 자부심을 지니고 있는 것이다.

 내가 한국초염력연구원 정 순근 원장을 만난 것은, 2001년 9월 L.A. 한국의 날 축제 재단에서, '제28회 L.A. 한국의 날 축제' 기념행사에 초청하여 방미하였다. 그 때 부터 정원장과의 인연을 맺었다. 뒤에 알게 되었지만 이미 정원장은 1994년 부터, 그의 초염력 능력을 이해하고, 지도받기를 원하는 몇몇 지인들의 초청으로 미국을 수시로 방문하여 왔다고 하였다.

처음 주변의 인사들에게 그가 초염력으로 많은 사람들을 고통으로부터 자유롭게 해주는 능력이 있다는 소개를 받았지만 나는 반신반의 하였다. 물론 세계 곳곳에서 초능력을 지닌 사람들이 펼치는 특별한 능력들에 대해서는 많이 소개되고 있었지만, 그러한 것은 어쩌다 한 번쯤 일어날 수 있는 기적처럼 여겨 왔었다. 그런데 정순근 원장은 누구든지 초염력을 통하면 심한 질환도 치유될 수 있는데 과학이나 의학으로서는 도저히 설명할 수 없는 것이라 하였다.

방미 중에 정원장은 직접 초염력으로 건강을 회복하는 과정을 보여 주었다. 믿어지지 않는 믿음을 보여준 것이다. 그날 이후 그의 초염력을 통하여 수 년에서 수 십년간의 육체적 고통에서 벗어나고 있는 많은 교민들과 현지인들을 직접 확인할 수 있었다. 결국 그가 보여준 것은 기적이 아니라 희망이었다. 초염력의 세계는 대자연의 순수, 우주의 마음에서 체험할 수 있는 세계라고 정원장이 설명하였을 때 비로소 나는 그가 하는 일이 바로 하나님의 사업임을 이해할 수 있게 되었다.

나는 정원장을 자랑스런 한국인이라 이름하고 싶다. 세계의 중심에 우뚝 서있는 미국이라는 이 거대한 나라에서, 과학도 의학도 아닌 미지의 세계인 초염력으로, 난치와 불치의 질병으로 고통받고 있는 교민들과 지구촌 사람들에게 희망을 주고 있는 그가 바로 한국인이라는 자부심 때문이다

정원장이 미국에 머무는 동안 L.A. 뿐 아니라 뉴욕과 여러 도시를 다니면서 많은 사람들에게 희망의 메세지를 직접 전달해 주었다. 특히 그의 ESP-초염력은 우리 교민사회 뿐만 아니라 미국 현지민들에게도 효력을 발휘했다.

그 가운데서도 미국 남부 카운티노동조합 L.A. 카운티 노동연맹의 레이몬드 L(Raymond L. Cordova) 회장은 40여 년전 군복무 중에 입은

부상으로 장애상태로 있던 몸을 회복시켰다.

그리고 뇌졸중 후유증으로 많은 어려움을 겪고 있던 L.A. 10지구 시의원인 네이트 홀던(Nate Holden)씨의 수석보좌관 루이스 화이트(Luise White)씨를 초염력으로 호전시킨 것 등은 이곳에서 오랫동안 화제가 되었다.

정순근 원장의 초염력 세계를 곁에서 눈여겨 보았던 나는 그가 지난 30년 동안 연구해 온 자연건강요법과 초염력의 세계에 대하여 한 권의 책으로 정리해 볼 것을 제의하였다. 많은 사람들에게 희망의 메세지를 전달하는 전도사로서 그가 펼쳐 보이는 초염력의 세계를 보다 많은 지구촌 사람들에게 전하여야 한다는 생각에서였다.

나의 제안을 이해하고 받아들여서 이렇게 책으로 엮어낸 정원장에게 큰 격려를 보낸다. 아직까지 과학이나 의학적 이론만으로 도저히 설명될 수 없는 부분이 초염력의 세계라는 것을 안다. 하지만 이렇게 그간의 경험 만이라도 정리해서 책으로 엮어 나온다면 고통받고 있는 지구촌의 많은 사람들에게 새로운 희망이 될 것으로 믿어 의심치 않는다.

보다 많은 사람들이 정 순근 원장이 하시는 일에 격려와 박수를 보내주시길 희망한다.

■ 추천사

초염력으로
인생에 보다 밝은 빛이

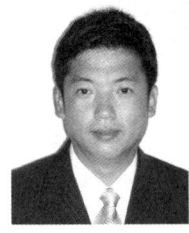

강 종 민
미주 한인사업가회
회장

  정 순근 원장님께서 그동안의 경험과 실적을 책을 통하여 발표하시게 됨을 진심으로 축하드립니다. 정원장님께서는 초염력을 통하여 많은 사람들에게 사랑과 인생을 가르치셨습니다. 특히 제가 살고 있는 미국 로스앤젤레스의 수 많은 한인동포들을 초염력으로 위로하시고, 치료하시고 인생의 자신감을 심어주셨습니다.
  한 권의 책으로 설명하기에 안타까움이 많으시겠지만 보다 체계적인 초염력 활용을 위한 첫걸음이라는 마음으로 책이 발간되어 많은 분들에게 희망을 안겨주는 계기가 되기 바랍니다.

  정원장님은 누구든지 원하는 것을 얻고자 하면 얻을 수 있다는 초염력이라는 실체를 통하여, 환상 또는 기적이라고 표현하는 보통사람들의 개념을, 언제든지 현실에 재현할 수 있는 자연현상으로 보여주셨습니다. 또한 우주만물 속에 엄연히 존재하는 초염력은 결코 종교가 아니라고 하셨습니다. 단지 현실의 과학이 증명하지 못하는 것을 우리 인간들이 시도함으로써 느낄 수 있는 실체일 뿐이라는 것입니다. 보이지 않는 공기를 현재의 과학이 인정하였듯이 미래의 과학은 초염력을 인정하게 될 것이라 생각합니다.

초염력은 누구나 바라는 것을 하나님을 통하든, 부처님을 통하든, 혹은 나무나 돌 또는 해, 달 등 자연물을 통하든 바램을 이룰 수 있도록 간절히 바랄 때 그것이 이루어진다고 했습니다.

이 책을 통하여 초염력의 세계가 보다 넓은 지역의 많은 사람들에게 전달되고 일반화 되어, 그동안 초염력 개발과 보급에 진력해 오신 정 원장님의 노고에 영광이 깃드시기를 진심으로 기원합니다.

천주교인이신 정순근 원장님의 초염력이 결코 반 기독교가 아니기에 초염력에 대하여 더욱 친근감을 갖게 되었고, 기독교 신자로서 자연스럽게 초염력을 체험하고, 그것을 활용하여 주위 분들에게 전파하게 된 저로서는 이 책이 많은 사람들의 인생에 밝은 빛으로 승화될 수 있기를 바랍니다.

저자 소개

● 정 순근(鄭淳根)

- (현)韓國超念力硏究院長
- ESP WORLD 代表
- ESP 生命科學硏究院 院長
- VISION 精神文化院 院長
- 부산 자연식 동호회장
- 2002년 월드컵 성공
  세계평화운동 본부 共同代表

● 연구 활동

　대한민국 경상남도 함양에서 출생하여, 소년 시절부터 자연건강에 대한 연구를 시작하여 이 분야에 대한 실기(實技)와 체험을 시작하였다.
　10대 후반부터, 기공(氣功)과 염력(念力)을 타인에게 시술하거나 지도를 하였으며, 그 후 자연식 건강법과 음양의 조화, 경락·경혈, 운동요법 등에 대한 연구및 보급 활동을 하였다.
　지금은 주로 정신 건강과 마음의 세계, 염력(念力, 지금의 생각)을 통한 건강 등에 대한 연구 보급 활동에 전념하고 있다.
　그동안 40 여년 간의 연구한 분야에 대하여 지도 및 보급을 위한 강연 활동으로 한국은 물론 중국, 홍콩, 일본, 미주 등 지역을 순회방문 중이며, 지속적인 연구, 활동 중이다.

- 부산일보, 국제신문, 경남신문, 대구 영남일보,
- 건강다이제스트, 한방과 건강(2000. 9월호 국내판), 한방과 건강(2000. 11월호 미주판), 건강만세, 주간인물, 자연건강, 대한초능력학회지(2001. 3월)

저자 소개

● 경력

1. 방송출연.
- 부산 KBS-TV 및 라디오 방송; 건강관련 프로그램 출연 (1983~1999)
- 부산 MBC-TV 건강프로 출연
- 부산 MBC 라디오 방송; 건강관련 프로그램 출연 (약 15년 간 4,690회 출연)
- 부산 CBS 라디오 방송; 건강관련 프로그램 (약 8년 간 960회 출연)
- 부산 PBC 평화방송의 건강관련 프로그램 출연(2003. 8. 4)
- 서울 MBC 라디오 방송의 건강관련 프로그램 (주 3회, 6개월 간, 75회 출연)
- 기타 대전 MBC, 대구 MBC, 대구 KBS, 마산 MBC, 창원 KBS 방송 등에 출연
- 미주지역;
  New York Radio Seoul 방송(2000년~ 2003 3회 출연)
  New York CH76 TV 방송(2001년~2002년, 2회 출연)

  등에서 8,000여회 방송 출연

2. 언론및 잡지 보도
- 한국일보 미주판(New York, The Korea Times 2000. 10. 2)

3. 특별표창장
- U. S. A. 2001년도 최고의 공로상(2001. 12. 7)

저자 소개

Grace J. Napolitano Member of Congress 34th Congressional District of California

4. 감사장
- 사단법인 국제장애인협회 이사장 허삼수(2002. 9. 9)
- 미 남부 L/A카운티 노동연맹 회장 Raymond L 감사장 수여 (2001년)

5. 감사패
- 재미 6·25 참전동지회 회장 김봉건 (2002. 10. 24)
- 미합중국 (U.S.A.) 버락 오바마 대통령으로부터 감사패 수여 (2013년). The White House & Washington 백악관 워싱턴
- 미합중국 (U.S.A.) 미국 전국커뮤니티서비스협회 자원봉사 감사패 수여 (2013년)
  Corporation for National and Community Service

6. 추대패
- 2002 월드컵성공 세계평화 운동본부 공동대표로 추대됨 (상임대표 백은기, 총재 이규선, 2003. 7. 30)

7. 공로상
- 미 의회로부터 특별 수상 2001년 최고의 공로상 수여 (2001년)

8. 기타
- 2015대한민국 한류문화예술대상 수상(2015년)

> 저자 소개

7. 초청강연

해외강연

- L.A. California Calvary Presbyterian Church
  (대한예수교 장로회 가주 갈보리교회 초청강연, 2000. 7)
- L.A. West Wilshire 라이온스 클럽 초청강연 (참석인 180명)
- L.A. 그레고리오성당 청·장년회 강연(2000. 7. 9)
- L.A. 마리아 레지나 천주교회 요셉회 강연(2000. 7)
- L.A. 장애인협회, Derek Lantzsch 지도팀장 요청강연 (2000. 7)
- 미국 애리조나 주 세도나 입구 힐튼호텔(참석인 300명)
- N.Y. 대뉴욕지구 한인상록회장 초청(2000. 9. 16)
- Los Angeles Korean Festival Foundation
  (L.A. 제28회 한국의 날 축제 재단 초청, 2001. 10. 11~10. 14, 초청인; 대회장 계무림, 이사장 하기한·김남권, 준비위원장 강종민)
- 2002년 월드컵 축구대회 미국 워싱턴 및 동중부지역 후원회 초청(초청인; 김 덕곤 회장, 2001. 10. 19)
- N.Y. 백림사 제3회 개산대재및 화엄신종 타종식 초청
  (회주 혜성 주지스님, 2001. 10. 21)
- N.Y. 한인회 초청 임직원 ESP지도
  (초청인 Andrew Sokchu Kim 회장, 2001. 10. 23)
- 한승수 전, 외교통상부장관 UN총회 의장 취임기념
  동포만찬 초청(2001. 10. 23)
- The Korean American Association of Greater New York
- The Advisory Council on Democratic and Peaceful Unification U. S. A. New York Area Councils
- N.Y. 태권도 협회 초청 ESP지도
  (Moon s. Lee. Master Insrtuctor, President, 2001. 10. 24)

저자 소개

- L.A. 코리아타운 교민회장 초청 ESP-초염력 특강
  (2001. 10. 28~12. 10)
- California WestEast Medical Group 초청.
  (Emily, Ac, O. M. D., Ph. D, 2001. 11. 25)
- South Baylo University 초청 ESP-초염력 특강.
  (President. David J. Park, ph. D, 2001. 12. 10)
- L.A. ANGEL"S MISSION 초청 ESP-초염력 특강.
  (이사장; 계 무림, 2001. 10. 26)
- N.Y. 퀸즈성당 요섭회 회장 초청 초염력 특강(2002. 9.)
- 대한민국 재향군인회 미 서부지회 초청
  '제50주년 재향군인의 날 기념식' 특강(2002. 10)
- 재미 6 · 25참전 동지회(회장; 김 봉건) 초청 초염력 특강
  (2002. 10)

국내강연
- 부산 사하구청 여성대학 강의(1989, 참석인 350명)
- 사단법인 정신과학회 대전 · 충청지회 초청강의
  (대덕연구단지 내 강의실, 2000. 3. 29)
- 천주교 초청 특강;
  경남 함양성당, 부산 양정성당, 반여성당, 금정성당 등
- 2000년 세계 氣 문화축제, 서울 올림픽공원(2000. 5. 4~6)
- 대한초능력학회 초청 초염력 특강
  (대구대학교 내 강의실, 2000. 6. 17)
- 불교계 초청 특강
  조계종 경북 청도 용천사, 대구 연화선원, 원효종 총본산

저자 소개

금수사, 태고종 춘천 은주사, 원불교 부산 금정교당 등
- 사단법인 한국양명회 초청강연(회장; 안학수, 2001. 5)
- 사단법인 한국정신과학학회 서울지회 초청 특강
  (회장; 임성빈, 명지대 특수대학원, 2003. 6. 21)
- 사단법인 국제장애인 협회 초청 특강(2003. 7)
- 부산광역시 청소년활동진흥센터 초청강연 2회 (2010년)
- 제6회 대한민국청소년박람회 초청 강연 (2010년)
- 부산광역시 교육연수원 초청강의(2011년)
- 홍익생명사랑회 초청강의(2012년)
- 21세기신문화연구회 초청 강의(2013년)
- 세계사이버대학 초청강의(2015년)
- 글로벌융합인재포럼 초청강의(2015년)
- (사)전통인술보존회 초청 특강 (2016년)

 한국초염력연구원

부산광역시 중구 대청로 115-3 성림원색빌딩 201호 (우)48932
H P : 010-5148-3357   Tel : (051)464-5757
e-mail:espworld@hanmail.net
http://espworld.org
http://cafe.daum.net/espworld
☞ 다음 카페 : 초염력

소원문

1. 건 강
2. 생 활
3. 기 타

다음 장에 자신이 소원하는 소원문을 작성하여 직접 초염력의 초상현상을 체험해 보십시요.

건 강

자신과 가족을 위한 건강 소원문

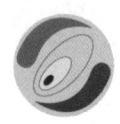

건 강

자신과 가족을 위한 건강 소원문

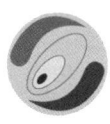

생 활
생활 속의 소원문

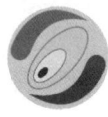

생 활

생활 속의 소원문

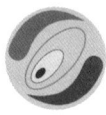

생 활
생활 속의 소원문

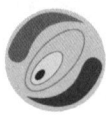

생 활

생활 속의 소원문

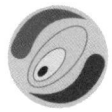

한국초염력연구원
초염력 강좌 및 상담 안내

1. 강연회 안내
한국초염력연구원에서는 정기적 혹은 수시로 초염력과 관련한 강연회를 개최하고 있습니다. 대부분 강연회는 누구나 참석할 수 있는 공개 강좌입니다. 각종 강좌나 강연회 일정은 본원 홈페이지를 통해 공지되오 관심있으신 분들께서는 수시로 홈페이지를 열람하셔서 참고하시기 바랍니다.

2. 웰빙인생 수련회 안내
건강한 삶을 위한 수련회를 수시로 개최합니다. 개인 혹은 단체 수련을 위한 각종 프로그램이 준비되어 있으니, 자세한 내용은 한국초염력연구원으로 문의하시기 바랍니다.

3. 건강 및 생활상담
한국초염력연구원은 보다 많은 분들의 건강한 삶을 위한 행복과 기쁨을 전하고자 하는데 큰 목적을 두고 항상 열려 있습니다. 건강 혹은 각종 생활에 도움이 되기 위한 상담은 언제든지 연락하시기 바랍니다.

4. 업체 및 단체 초청강좌 및 염력지도
관공서 기업체 단체 등에서 필요로 하는 초청 강좌나 개인적인 염력지도를 필요로 하신 경우 언제든지 도움을 드리고 있으니 한국초염력연구원으로 연락하시면 됩니다.

한국초염력연구원

누구나 활용할 수있는
초염력의 세계

1판 1쇄 / 2003년 9월 6일
1판 2쇄 / 2004년 12월 30일
1판 3쇄 / 2007년 3월 20일
개정 4판 / 2016년 9월 9일

지은이 / 정 순 근
(우)48932 부산광역시 중구 대청로 115-3 성림원색빌딩 201호
H P : 010-5148-3357
Tel : (051)464-5757   Fax : (051)464-5758
e-mail:espworld@hanmail.net
http://espworld.org
http://cafe.daum.net/espworld
☞ 다음 카페 : 초염력

펴낸이 / 김 한 근
펴낸곳 / 부산포
주소 / 부산 중구 대청로 115-3
등록 / 2014년 6월 27일, 제2014-000002
인쇄 / 대흥정판인쇄
ISBN 979-11-958890-0-6
값 15,000원

ISBN 979-11-958890-0-6